AF619765

# NOSOLOGIE

# VÉTÉRINAIRE PRATIQUE.

# AVIS.

Demander l'ouvrage chez l'auteur, par une lettre chargée d'un mandat sur la poste, contenant le prix du nombre d'exemplaires demandés; le tout *franc de port*.

Vimoutiers, Imprimerie de H. Chauvin.

# NOSOLOGIE

# VÉTÉRINAIRE PRATIQUE.

2e ÉDITION.

OUVRAGE UTILE AUX PROPRIÉTAIRES, FERMIERS, CULTIVATEURS, MARÉCHAUX, MAITRES DE POSTE, RELAYEURS DE DILIGENCES, MARCHANDS DE CHEVAUX, HERBAGERS, BOUVIERS, BERGERS,

*et à toutes personnes chargées du soin des chevaux, des bestiaux et des bêtes à laine;*

SUIVI D'UN

## TRAITÉ DE POLICE SANITAIRE

A l'usage des Autorités locales;

Par Guesdon (Constant),

exerçant l'art vétérinaire à Gacé, (Orne).

1843.

qui administrent des médicaments dont la propriété leur est entièrement ignorée et connaissent encore moins l'action que ces médicaments exercent sur le corps vivant.

J'aurai atteint mon but, si, en instruisant les propriétaires et cultivateurs des soins qu'ils doivent donner à leurs animaux malades, je puis les préserver de ces hommes ignorants.

Puisqu'en suivant exactement la marche que j'indique pour chaque maladie, ils pourront se suffire à eux mêmes dans beaucoup de circonstances.

## Première Catégorie.

### RACE CHEVALINE.

# INFLAMMATION.

L'inflammation est une surexcitation des parties qui en sont le siége. Lorsqu'elle est intense, il y a douleur, chaleur, gonflement, afflue du sang et des autres liquides.

L'inflammation se termine, soit par résolution, par suppuration, par gangrène, par délitescence ou par induration.

Les causes qui développent une inflammation ne sont pas toujours connues.

## Fièvre.

On entend par fièvre une augmentation de chaleur dans tout le système, avec accélération des contractions du cœur, un trouble général des fonctions sans apparence de lésions locales.

## Blessure des barres.

On appelle les barres, la saillie que forme dans la bouche les deux branches de l'os de la machoire inférieure, entre les dents incisives et les molaires, à l'endroit où porte le mors de la bride.

Il arrive souvent que cette partie se

trouve contuse ou déchirée par l'effet d'un mors mal fait, ou par la manière brutale dont on use de la bride.

Lorsque l'on s'aperçoit de cet accident, il faut employer un peu de vin miellé pour bassiner cette partie jusqu'à guérison, et n'employer la bride qu'après la guérison complète; si l'os était attaqué et carié on ruginera la partie cariée de manière à ce qu'il ne reste aucunes esquilles noires sur l'os, ensuite bassiner 3 à 4 fois par jour, avec le vin miellé, comme il est dit plus haut. Ne donner au cheval que des aliments tendres.

# Fracture de l'os de la

## machoire inférieure.

On reconnaît la fracture de cet os par la difficulté que le cheval éprouve à manger, il tire le foin du ratelier, le tient dans sa bouche un instant, ensuite le laisse tomber; d'ailleurs le cheval paraît jouir de la santé. A ces signes on doit explorer les deux branches de l'os de la machoire inférieure en glissant les doigts du haut en bas.

On remarquera sur le point fracturé une éminence dont le toucher sera très-sensible à l'animal. Le plus souvent il n'y a qu'une branche de cet os de fracturée ; en ce cas on ne se servira d'aucun appareil, on emploiera l'eau-de-vie camphrée en frictions sur le point fracturé, et pour nourriture des alimens qui exigent peu de mastication. La nature seule réduira la fracture.

Si les deux branches sont fracturées il est nécessaire d'un appareil pour contenir en place les deux bouts fracturés ; nourrir le cheval avec eau blanche et miel, que l'on injectera dans la bouche avec une seringue.

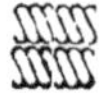

# Lampas ou fève.

C'est une élévation du palais en pince qui dépasse le niveau de la table des dents ; si cependant l'animal ne paraît pas en souffrir, je regarde comme pis que le mal les opérations que les maréchaux sont dans l'usage de pratiquer pour le lampas ; l'un emploie le fer rouge pour cautériser cette partie, l'autre coupe ou plutôt arrache le prétendu lampas.

Cependant je ne désapprouve pas dan tous les cas, une légère saignée locale, le plus près qu'il se peut des dents, avec un bistouri bien tranchant.

Se garder de l'enfoncer trop avant ni trop latéralement, crainte d'ouvrir l'artère palatine qui occasionnerait une hémorrhagie difficile à arrêter.

Les circonstances qui me paraissent exiger une saignée sont : la bouche chaude, gonflement et rougeur de cette partie; après la saignée il est urgent de gargariser la bouche avec de l'eau fortement acidulée (vinaigrée); éviter les aliments échauffants et de difficile mastication.

## Chute des dents.

Le renouvellement des dents des jeunes chevaux les expose à diverses maladies; inflammation des yeux (opthalmie), maux de gorge, gonflement des glandes parotides et de l'auge, nous parlerons en particulier de ces accidents.

Le cheval se trouve peu incommodé du renouvellement des dents incisives ou de la pince, il n'en est pas ainsi des molaires. Le cheval ne peut moudre les aliments tels que le foin et l'avoine. On doit solliciter la chute des dents caduques, et débarrasser la bouche des parcelles d'aliments qui restent crochés à la racine, en employant fréquemment les gargarismes de vinaigre et miel; donner pour nourriture des aliments qui exigent peu de mastication.

# Accidents aux dents.

Les dents des chevaux peuvent prendre une direction vicieuse, peuvent être cassées par accidents; elles deviennent rarement cariées.

Il se présente quelquefois aux molaires des aspérités aiguës qui, pendant la mastication, déchirent la membrane interne des joues et occasionnent une plaie qui empêche le cheval de manger, tant cette plaie lui est sensible pendant l'action de mâcher.

Pour remédier à cet accident on fera tenir la bouche ouverte avec un pas d'âne et l'on se servira d'un instrument que l'on nomme gouge ou ciseau à froid, en appuyant la partie tranchante sur l'éminence de cette dent, ensuite frapper légèrement avec un maillet sur le bout opposé.

Il est facile par ce moyen de raser toutes les inégalités des dents, on gargarisera les plaies, s'il y en a, avec du vin miellé.

Une ou plusieurs dents peuvent être cassées, soit par un coup de pied ou tout autre accident ; si la dent est cassée en totalité elle tombe, en ce cas il n'y a rien à faire ; mais il arrive quelquefois qu'elle n'est qu'éclatée et qu'une partie de cette dent vacille lorsque le cheval mange, on doit détacher cette partie en se servant encore de la gouge et du maillet.

Lors de l'éruption des dents de la pince, les caduques ne tombent quelquefois pas au moment de la sortie des remplaçantes, ce qui donne à ces dernières une mauvaise direction ; on doit dans ce cas extraire celles qui devaient tomber, afin que les autres reprennent leur place.

# Fistules salivaires.

Ces fistules sont le résultat d'une ouverture pratiquée sur les conduits excréteurs de la salive, qui tombe par gouttes particulièrement lorsque le cheval mange.

Le moyen qui m'a réussi le plus fréquemment, a été de passer dans l'ouverture un rouleau d'étoupes imbibé de la liqueur prescrite ci-dessous :

Sulfate de cuivre 8 grammes dissous dans de fort vinaigre 30 grammes, ajouter acide sulfurique 8 grammes.

Recommencer le même pansement 4 à 5 fois.

Si ce moyen ne peut réussir on y passera une pointe de fer rouge.

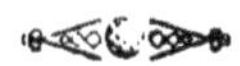

# Gourme.

Quand la gourme se manifeste il y a dégoût et nonchalance. L'œil est larmoyant, la membrane muqueuse des narines rouge, les glandes de l'auge se tuméfient, la tumeur s'étend quelquefois jusque sur la joue. Il peut arriver que l'arrière-bouche se trouve tellement enflammée que la respiration devient très-laborieuse, plusieurs fois dans ma pratique, je me suis trouvé contraint de pratiquer artificiellement un passage à l'air ( la trachéotomie ); dans cette circonstance on doit avoir recours à un homme de l'art.

Placer des sétons, faire des fumigations émolientes, lavements s'il y a constipation, raser le poil sur l'engorgement des glandes et graisser avec onguent populéum, faire barbotter le cheval avec eau tiède, blanchie de farine d'orge, faire prendre en 4 fois 500 grammes de miel par jour dans lequel il sera incorporé :

| | |
|---|---|
| Poudre de réglisse, | de chaque 30 gr. |
| Poudre de guimauve, | |
| Kermès, | |
| Gomme arabique, | |

Maintenir la gorge chaude avec une peau de mouton.

# Mal de gorge.

## (ANGINE).

L'angine se caractérise par la difficulté que le cheval éprouve dans la déglutition ou l'action d'avaler particulièrement les liquides et qui ressortent par les narines.

Cette inflammation ne se manifeste pas toujours au dehors ; les narines sont rouges et injectées, le cheval tousse et s'ébroue souvent.

Dès le début, pratiquer une saignée à

la jugulaire (veine du cou), supprimer l'avoine et le foin que l'on remplace par de la paille fraîche battue et du barbottage, injecter dans la bouche avec une seringue de l'eau acidulée dans laquelle on aura dissout du miel.

Les fumigations émolientes produisent également dans cette affection un très-bon effet; on entend par fumigations émolientes la vapeur d'un bouillage gras dirigée sur les narines de l'animal, tels que le son et la racine de guimauve bouillie dans l'eau pendant une demi-heure; présenter ce bouillage tout chaud sous le nez de l'animal, et l'y maintenir jusqu'au moment où il ne se dégage plus de vapeur: placer sur la tête du cheval un linge de manière à concentrer la vapeur; après cette opération, il sera bon de couvrir la tête pendant 2 ou 3 heures pour éviter une transition trop subite du chaud au froid.

—

# Morve chronique.

Les signes qui annoncent le cheval morveux, sont, les glandes de l'auge engorgées et à l'état d'induration, jetage par les narines, d'abord par une, ensuite par les deux. La matière s'attachant au bord extérieur des ailes du nez. Par suite viennent à paraître quelques points ulcérés dans les narines. Les yeux deviennent chassieux, cependant le cheval présente les signes d'une bonne santé; cet état peut durer des années.

Les professeurs de nos écoles vétérinaires sont d'accord sur la non-contagion de cette espèce de morve ; cependant je conseille l'isolement le plus scrupuleux. Le meilleur parti à prendre est d'abattre le cheval, les exemples de guérison étant très-rares. C'est pourquoi je ne conseille aucun traitement.

# Morve aiguë.

Au début de la maladie le cheval est triste et mange peu, les yeux sont larmoyants, il y a empatement des glandes de l'auge, engorgement des membres et du fourreau, jetage souvent par les deux narines, ulcères chancreux à la membrane muqueuse des fosses nasales, enchifrènement et difficulté de respirer. Il s'exhale des narines une odeur infecte; le cheval meurt du cinquième au douzième jour. A l'aspect de ces symptômes on doit s'empresser d'isoler le cheval. Cette morve étant très-redoutable et se communiquant promptement, on ne peut trop s'empresser de faire abattre l'animal qui en est atteint, et de purifier l'écurie avec :

| | |
|---|---|
| Oxide de manganèze, <br> Sel marin, | de chaque 125 g. |

fermer les ouvertures de l'écurie et placer ce mélange dans un vase au milieu; verser dessus 125 grammes d'acide sulfurique, se retirer de suite afin d'éviter de respirer le gaz qui se dégage. Laver les mangeoires et les rateliers avec de l'eau de chaux chlorurée.

# Vertigo.

## (ENCÉPHALITE).

Le cheval atteint du vertigo cesse de manger; s'il tire une bouchée de foin il la laisse souvent dans sa bouche comme s'il fut immobile.

Si le cheval est en liberté il tourne constamment, s'il rencontre quelque chose qui s'oppose à son passage, il pousse avec violence contre ce corps. L'œil et les narines sont très-rouges, les contractions du cœur et des artères sont précipitées, ce qui constitue la fièvre.

Pour premiers soins, donner une

forte saignée à la jugulaire (veine du cou), appliquer sur le crâne un linge plié en 5 à 6 doubles et verser de l'eau fraîche dessus, répéter les ablutions de cinq en cinq minutes. Quatre heures après la saignée, il sera bon d'ouvrir quelques veines de l'arrière-main, telle que la veine de la cuisse ou de la queue, placer des sétons aux fesses et donner des lavements.

| Faire prendre à l'animal, nitrate de potasse, opium, | de chaque 30 grammes par jour, en 4 fois, à 4 heures d'intervalle. |
|---|---|

Incorporer dans 500 grammes de miel.

# Inflammation

## DES YEUX.

Diverses causes peuvent susciter l'inflammation des yeux : les plus ordinaires sont un coup porté sur cette partie, un corps étranger et irritant retenu dans l'œil, le froissement long-temps répété des orbières de la bride.

Faire disparaître la cause si elle est connue, ensuite appliquer sur l'œil malade et l'y maintenir, un petit sachet rempli de racine de guimauve cuite avec un peu de son que l'on aura fait bouillir dans l'eau; continuer ce pansement jusqu'à guérison. Si nonobstant ces soins l'inflammation persiste, on lotionnera trois à quatre fois par jour sur l'œil malade avec le collyre suivant :

Pierre divine, 16 grammes dissous dans eau distillée de rose, 250 grammes.

## Fluxion lunatique.

(*Ophthalmie périodique*).

Au début de la maladie, il semble que c'est une inflammation ordinaire; l'œil larmoyant, sensible à la lumière, rouge, presque toujours fermé, les humeurs troubles.

La différence que j'ai faite dans ces deux inflammations et qui m'a servie à les distinguer l'une de l'autre, c'est que dans la périodique, l'inflammation paraît plus intérieure que dans l'autre qui est toute extérieure à son début. Lorsque l'accès de la fluxion périodique commence à diminuer, on remarque un espèce de nuage floconneux, jaunâtre dans le fond de l'œil, qui tend à se précipiter vers le bas.

Les secours de l'art vétérinaire sont insuffisants pour guérir cette maladie; la loi du 20 mai 1838 a classé cette affection dans la catégorie des vices redhibitoires, (30 jours de garantie.)

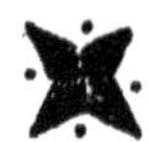

# Vertaupe.

C'est une tumeur élevée sur le sommet de la tête, près les oreilles ; d'abord il y a chaleur et sensibilité, la bête paraît avoir la tête pesante, la relevant difficilement.

Cet accident est le résultat d'une contusion exercée fortement sur cette partie, rarement je l'ai vue paraître sans cette cause.

A l'aperçu de la vertaupe, donner une saignée à la veine de l'encolure (jugulaire), appliquer des émolients sur la tumeur, tels que racine de grande consoude et de guimauve, que l'on fera bouillir pendant une demi-heure, et appliquer sur la vertaupe; renouveler le bouillage tous les jours pendant une huitaine. Si la sensibilité disparaît au bout de quelques jours et que l'éminence reste, il sera bon de substituer un résolutif tel que l'huile essentielle de lavande.

Si après 8 à 10 jours des premiers moyens employés, la tumeur s'est augmentée et reste sensible, il sera nécessaire d'ouvrir avec un bistouri. L'ouverture devra comprendre toute la longueur de la tumeur et être faite le plus déclivement possible d'un côté ou de l'autre.

Lorsque le sang ne coulera plus on lavera cette nouvelle plaie avec le vin, ensuite on fera les premiers pansements avec des tampons d'étoupe chargés d'onguent égyptiac que l'on maintiendra dans l'ouverture. Ces pansements auront lieu une fois par jour pendant 10, ensuite on emploiera la teinture d'aloës en remplacement de l'égyptiac.

A chaque pansement on doit nettoyer la plaie avec de l'eau tiède.

# Thrombus.

On nomme thrombus l'épanchement du sang sorti de la veine à la suite d'une saignée. Cette extravasion de sang a lieu dans le tissu cellulaire environnant le lieu où s'est fait l'opération.

Le thrombus n'est dangereux qu'à la jugulaire, celui qui survient aux autres veines se dissipe sans danger.

Les causes de cet accident sont, une flamme trop longue qui perce le vaisseau de part en part, le défaut de parallélisme des ouvertures de la peau et du vaisseau, le tiraillement de la peau en plaçant l'épingle, ainsi que d'autres causes.

Quand le thrombus n'est que de la grosseur du poing il réclame peu de soins, maintenir un linge double, mouillé dessus; mais lorsqu'il envahit une partie de l'encolure et qu'il gagne la tête il faut de prompts secours.

Lorsque le thrombus apparait immédiatement après la saignée il est bon d'ouvrir la veine opposée, ensuite appliquer une compresse imbibée d'eau fortement salée. Ce moyen peut repousser et faire disparaitre le sang infiltré dans le tissu cellulaire.

## Cors.

On appelle ainsi une tumeur dure, desséchée, occasionnée par la compression des harnais, tels que le collier, la selle, le bât, etc.

Le moyen le plus prompt est l'extirpation. On détache la partie désorganisée, avec le bistouri on l'enlève, ensuite on panse la plaie avec onguent d'altéa ou onguent térébenthine.

## Mal de garrot.

C'est une plaie qui, par sa nature, demande les mêmes soins et le même traitement que la vertaupe; la guérison est aussi difficile à obtenir. (*Voyez vertaupe.*)

# Plaies en général.

Il y a des plaies de diverses espèces et dont le traitement diffère; les plaies sont simples, suppurantes, contuses, par déchirure ou arrachement, compliquées ou par piqûres.

Les plaies simples sont celles occasionnées par un instrument tranchant. Pour obtenir la guérison, il suffit de la nettoyer du sang et des corps étrangers qui peuvent être retenus dans les lèvres, ensuite rapprocher les bords et les y maintenir, soit par suture ou emplâtres agglutinatifs.

Plaies suppurantes : Les nettoyer avec un mélange de vin et d'eau tiède; appliquer un tampon d'étoupe, et panser tous les jours.

Plaies par contusion : Il arrive souvent que, par suite d'une contusion, il se développe une inflammation des parties voisines ; on doit employer dans ce cas les émolients jusqu'au moment où l'inflammation disparaît, ensuite le même pansement qu'aux plaies suppurantes.

Plaies avec déchirure : Retrancher les lambeaux de peau ou de chair qui ne peuvent se réunir, nettoyer et panser comme plaies suppurantes.

Plaies compliquées sont celles qui recellent des corps étrangers ou qui intéressent quelques parties délicates, telles que les articulations et les tendons. Dans ces circonstances, je conseille de consulter un vétérinaire, auquel je n'ai rien à prescrire.

Plaies par piqûre : Lorsqu'un corps aigu a pénétré profondément dans les parties charnues, on doit s'assurer s'il n'est pas resté quelques parcelles de ce corps, s'il y en a, les retirer, ensuite faire des injections avec du vin ; s'il survient une inflammation grave, on emploiera un cataplasme composé de graine de lin, de guimauve et de racine de grande consoude, le tout bouilli pendant une demi-heure. Renouveler deux fois par jour.

# Crevasse au pli du

## PATURON.

Les crevasses sont ordinairement suivies de l'engorgement des jambes ; elles surviennent le plus souvent aux jambes de derrière.

On doit placer un ou deux sétons sous le ventre, faire prendre au cheval matin et soir, dans le son frisé, un paquet du mélange suivant, pendant 10 jours :

| | |
|---|---|
| Nitrate de potasse, | de chaque 280 gr. |
| Crême de tartre, | divisé en 20 pa- |
| Poudre de gentiane, | quets. |

On appliquera sur le paturon un cataplasme de mie de pain bouillie dans le vinaigre.

# Eaux aux jambes.

Elles se manifestent par un suintement de sérosité d'une odeur souvent infecte. Elles paraissent avoir pour causes la malpropreté des jambes, cependant je les ai vues paraître par idiosyncrasie, c'est-à-dire par une disposition particulière du tempérament de l'animal.

Faire prendre à l'animal les mêmes médicaments prescrits ci-dessus pour les crevasses, passer des sétons sous le ventre, laver les jambes 3 à 4 fois par jour avec eau de saturne ( 62 grammes d'extrait de saturne étendus dans une pinte d'eau.) Si ces moyens ne suffisent pas, on purgera le cheval avec 50 grammes d'aloës dans 125 grammes de miel, ensuite on donnera plus d'action à l'eau de saturne en ajoutant une plus grande quantité d'extrait.

Avoir soin de supprimer l'avoine et

tous autres aliments échauffants. Du barbottage et de la paille seulement.

## Blessure du paturon.

Ces blessures résultent souvent d'une prise de longe ; le cheval en se grattant passe son pied de derrière dans la longe et reste pris ainsi ; les efforts qu'il fait pour se débarrasser lui coupent la peau du paturon et meurtrissent les muscles.

Les premiers 5 à 6 jours qui suivront l'accident, on fera une application de mauve cuite sur la blessure, et les jours suivants on se servira d'eau-de-vie camphrée pour bassiner et nettoyer la plaie.

Si l'accident était plus grave et que le cheval restât le cou plié sans pouvoir le redresser, j'engage à faire venir un vétérinaire pour remédier au mal.

# Javart.

On donne le nom de javart à un ulcère qui se montre le plus fréquemment sur le sabot à la jonction de la peau avec la corne : les causes qui le produisent sont nombreuses.

Dès l'invasion il faut employer les émolients sur le sabot pour faciliter l'opération ; un jour ou deux après l'application des cataplasmes émolients, on enlèvera la partie de corne qui recelle le javart pour faciliter l'opération ou l'enlèvement de toute la partie javarteuse. Eviter avec soin de porter l'instrument sur les ligaments qui unissent l'os du pied avec l'os de la couronne, car il en résulterait un accident irréparable ; on évitera aussi de trop entamer la peau sur la couronne.

Le javart enlevé, on pansera la plaie tous les jours avec des tampons de filasse enduits d'onguent égyptiac ; on continuera avec l'onguent égyptiac pendant huit jours, ensuite on se servira de teinture d'aloës avec la filasse en remplacement de l'onguent; il serait bon aussi de tenir le sabot gras, en le graissant de temps à autre avec un peu de vieux-oing.

## Seime.

Le mot seime désigne une fissure ou cassure du sabot du haut en bas; il y a des seimes qui n'incommodent nullement le pied.

Lorsqu'elles ne sont que superficielles, il suffit d'appliquer sur le sabot un corps gras, soit vieux-oing ou onguent de pied; continuer pendant un mois.

Mais lorsque la seime est profonde et qu'elle fait boiter le cheval, elle nécessite une opération qui a pour but d'élargir la cassure avec une rainette, jusqu'au fond, ayant soin de faire l'ouverture plus large au haut, près le biseau, presqu'en forme de V.

Lorsque la chair se trouve dénudée de corne, il faut tamponner toute la cavité d'étoupe imbibée d'eau-de-vie.

Pour empêcher le boursouflement de la chair, qui aurait lieu, je conseille de tailler un morceau de bois de forme à entrer dans la cavité de la seime, ensuite faire la ligature par-dessus; panser de trois jours en trois jours.

## Capelet.

Ce nom est donné à un engorgement qui occupe la pointe du jarret. Ce n'est qu'une infiltration ou induration du tissu cellulaire de cette partie.

Le plus souvent il est dû à une contusion portée sur le jarret.

Raser le poil et frictionner fortement pendant dix minutes avec onguent térébenthine, 30 grammes, dans lequel il sera incorporé 8 grammes de deutochlorure de mercure. Si l'animal est de constitution à gros poils et peau épaisse, on pourra faire entrer dans l'onguent jusqu'à 16 grammes de la poudre prescrite.

Il ne devra être fait que deux frictions seulement en quarante-huit heures.

Par suite, il se développera un engorgement inflammatoire qui durera 6 à 7 jours. Trois semaines ou un mois après l'eschare tombera et le jarret redeviendra à l'état normal.

## Molettes.

On nomme molettes de petites tumeurs indolentes, contenues dans la poche sinoviale fixée entre les tendons et l'articulation du boulet.

Le traitement qui convient pour ces sortes de tumeurs est indiqué pour les capelets.

# Effort du boulet.

## (ENTORSE).

Les efforts du boulet sont plus ou moins graves selon la violence de l'effort. Lorsqu'il est bien reconnu que la claudication (boiterie) résulte d'un effort du boulet, vous appliquerez sur la partie et pendant trois à quatre jours, une compresse qui sera arrosée cinq à six fois par jour avec de l'eau grasse, après ce temps, on emploiera en frictions l'eau-de-vie camphrée, et, si nonobstant la claudication persiste, après un mois, appliquer quelques raies de feu autour du boulet.

# Forme.

On nomme ainsi une tumeur osseuse qui vient sur la couronne. Lorsque la forme est d'ancienne date, elle résiste à tous les moyens ; mais lorsqu'il y a peu de temps qu'elle a pris naissance, les moyens que l'on peut employer ne sont pas sans effet; incorporer dans 62 grammes de térébenthine 12 grammes de deutochlorure de mercure; frictionner seulement deux fois en deux jours; au préalable raser le poil.

Un mois après la chute de l'eschare, si la claudication existe, cautériser avec le fer rouge.

# Fourbure.

On entend par le mot fourbure une inflammation du pied. Le cheval qui en est atteint marche difficilement. Un cheval peut être fourbu d'un seul pied, de deux, ou des quatre ensemble.

Si ce sont les pieds antérieurs sur lesquels la maladie a sévi, l'animal avance les pieds postérieurs sous le milieu de son corps pour en supporter tout le poids afin de soulager les pieds malades.

Si ce sont les pieds postérieurs qui sont attaqués, le contraire a lieu, et les pieds de devant se trouvent rapprochés du centre de gravité.

Il y a chaleur et douleur aux pieds malades quand la maladie a de l'intensité ; le cheval est triste, ne mange pas, se tient souvent couché.

Pratiquer une saignée générale à la jugulaire ; des lavements salés ; faire manger de l'opiat composé :

| | |
|---|---|
| D'assa-fœtida,<br>Poudre de gentiane,<br>Sel de nitre, | de chaque, 30 gr. par jour. |

Incorporé dans du miel, 250 grammes.

On fera bien également de saigner en pince les pieds malades et les envelopper avec de la terre glaise délayée de vinaigre ; en outre, faire des frictions d'huile de térébenthine depuis le genou jusque sur le paturon.

Soumettre le cheval au régime de la paille et au barbottage avec le son ou la farine d'orge.

Ces moyens bien suivis peuvent faire disparaître la maladie en peu de jours.

## Enclouure.

C'est l'effet d'un corps aigu implanté dans la chair du pied.

Lorsque le cheval souffre du pied et boite, on doit commencer par déferrer le pied et sonder avec les tricoises pour reconnaître l'endroit douloureux. Si, à l'exploration, on ne trouve pas le corps étranger, on doit parer la sole, cette opération peut faire découvrir la cause de la claudication.

Si c'est un clou du fer qui a pénétré dans la chair, on fera une ouverture entre la paroi du sabot et la sole afin de donner écoulement à la matière et empêcher qu'elle ne fuse au poil; on referme l'ouverture faite au pied avec un tampon d'étoupe imbibé de teinture d'aloës.

Si, nonobstant ces précautions, la matière souffle au poil, on doit enlever la sole pour éviter la formation d'un javart

Après la dessolure, on laisse saigner pendant un quart-d'heure, ensuite on applique une étoupade imbibée de vinaigre sur toute la surface de la sole. On peut laisser deux ou trois jours cette application; ensuite on lève l'appareil et on lave avec l'eau chaude toutes les impuretés, et lorsque la partie est bien nettoyée, on doit s'occuper de l'enclouure. S'il y a de la chair morte, noire, ou quelques parcelles de l'os du pied qui se détachent, on en favorisera l'exfoliation par l'application de teinture d'aloës. On recouvre ensuite la surface plantaire d'un emplâtre fait avec deux blancs d'œufs et de la suie.

Pour les pansements subséquents, on ne découvrira que la partie enclouée pour y appliquer de la teinture d'aloës.

# Opération

## DE LA DESSOLURE.

Lorsqu'un cas nécessite l'enlèvement de la sole, on doit y préparer le pied un jour à l'avance : on commence par abattre un peu de la sole en parant le pied; on applique sur la sole et autour du pied un bouillage gras, comme de la mie de pain bouillie avec des ognons et de la graisse. Cette précaution facilite l'opération et cause moins de douleur à l'animal.

Le jour suivant on peut enlever la sole; on commence par faire une rainure autour de cette sole, suivant le contour du sabot; pour cela on se sert d'un instrument appelé rainette. Cette rainure étant pratiquée tout autour et assez profondément, l'on se sert du bistouri que l'on borne dans ses doigts pour couper les parties de corne qui pourraient encore s'opposer à l'enlèvement de la sole.

Ensuite on passera en pince entre la sole et la chair, une spatule en fer que l'on appuiera sur la paroi du sabot pour donner force de levier.

Par ce moyen, la sole se trouve détachée en pince, ensuite on la saisit avec les tricoises (tenailles) pour l'enlever entièrement.

Les pansements qui doivent suivre cette opération, sont indiqués à l'article enclouure.

## Vessigon.

C'est une tumeur causée par la dilatation des ligaments et capsules synoviales de l'articulation du jarret.

Des efforts trop violents, des fatigues long-temps continuées, des coups portés sur le jarret, sont autant de causes qui les produisent.

Mêler ensemble partie égale d'ammoniaque liquide et d'huile d'olive ; frictionner seulement deux fois en 48 heures. Le cheval devra être au repos pendant les 4 à 5 jours suivants. S'il y avait inflammation au jarret, il faudrait s'abstenir de cette friction jusqu'au moment où il n'y aurait plus de chaleur.

Il serait bon, au contraire, d'employer les émolients pour combattre l'inflammation.

## Malandre.

On appelle ainsi de petites crevasses ulcéreuses qui se forment à la face postérieure du genou. Lorsqu'elles sont récentes, les soins de propreté et l'application d'émolients suffisent souvent pour les guérir. Mais, lorsqu'elles sont anciennes je fais différer le traitement : placer un séton sous le ventre, ensuite frictionner pendant deux jours, deux fois chaque jour sur la plaie avec :

Sulfate de cuivre, } de chaque,
Sulfate de zinc, } 15 grammes.

Dissous dans le vinaigre, 125 gram.

Deux jours après, on lavera avec eau de guimauve. L'animal devra rester 4 jours au moins à l'écurie.

# Sole brûlée.

Cet accident a lieu par suite de l'application d'un fer chaud et tenu trop longtemps sur le pied; en ce cas, le cheval ne tarde pas à boiter.

On reconnaît la sole brûlée en parant le pied; la corne est jaunâtre par places et criblée de petits trous; quelquefois la sole est désunie dans quelques points et il y a matière séreuse entre la chair du pied et la sole.

Pour réparer cet accident on doit abattre la sole jusqu'à la rosée; ensuite tenir la partie grasse avec graisse de porc.

# Courbe.

On nomme ainsi une tumeur fixée sur la face interne du jarret.

Lorsque cette tumeur n'est pas encore de nature osseuse et que l'engorgement est à l'état inflammatoire, appliquer des émolients ; si dans quinze jours la tumeur est la même, employer l'huile essentielle de lavande en friction, et en dernière ressource le feu.

# Ecart.

L'écart n'est autre chose qu'une distension des muscles de l'épaule.

Lorsque l'écart est récent je conseille d'appliquer sur l'épaule un linge plié en 3 ou 4 doubles et de l'arroser avec de l'eau fraîche de 10 en 10 minutes, pendant un jour. Si, au bout de 5 à 6 jours, la boiterie persiste on emploiera un mélange d'alcali volatil et d'huile d'olive, parties égales, pour en faire une friction seulement sur l'épaule, particulièrement en avant sur la pointe. Cette friction devra durer au moins dix minutes ; ensuite laisser le cheval en liberté.

Cette friction suscitera une inflammation sur l'épaule et enlevera la douleur.

# Fluxion

OU

## INFLAMMATION de POITRINE.

L'animal qui en est atteint a de la fièvre, tousse avec difficulté; il y a sensibilité à la pression de la poitrine, rougeur des yeux et de la membrane muqueuse des narines; le cheval ne se couche pas, l'appétit devient nul et la soif souvent ardente.

Dès le début, pratiquer une forte saignée, administrer des lavements; faire prendre chaque jour, en quatre fois le mélange suivant.

| | |
|---|---|
| Poudre d'altéa, | |
| id. de réglisse, | de chaque, 30 gr. |
| Nitrate de potasse, | |

Incorporer dans 500 grammes de miel. Placer des sétons, supprimer l'avoine et le foin, donner pour nourriture de la paille fraîche battue, faire barbotter le cheval avec eau blanchie de farine d'orge.

Il est souvent nécessaire, lorsque la fièvre persiste, de pratiquer encore une saignée le jour suivant.

# Hydropisie

## DE POITRINE.

Les signes qui caractérisent cette maladie sont la difficulté de respirer, la couleur pâle des narines et des yeux; le cheval se couche rarement; par suite, les membres s'engorgent, le dessous de la poitrine se tuméfie d'œdème ainsi que le bas-ventre et les testicules; le cheval maigrit de jour en jour.

Comme il n'est pas de toute impossibilité d'obtenir un résultat avantageux, c'est pourquoi j'engage à tenter les moyens suivants :

Faire prendre à l'animal, le matin à jeun ; 62 grammes d'aloës en poudre, mélangé dans 125 grammes de beurre frais. Le cheval évacuera pendant un jour ou deux. On le tiendra continuellement à l'eau blanche, dans laquelle on fera dissoudre 62 grammes de sel de nitre par jour.

Au bout de 4 à 5 jours on peut recommencer la purgation avec l'aloës. Il sera bon de placer des sétons comme moyens dérivatifs.

La paracentèse a été conseillée par quelques auteurs ; je nie le succès de cette opération qui n'ôte que l'effet et non la cause.

# Farcin.

On reconnaît le farcin par des tumeurs de grosseurs variables.

Les parties qui sont les plus fréquemment affectées de farcin sont l'encolure, les côtes, la croupe, la partie interne des membres.

Le farcin dans sa nature offre diverses modifications : l'un est dangereux, l'autre l'est peu. Il est dangereux lorsque les boutons sont gros et profonds, qu'ils suivent le trajet des gros vaisseaux, tels que les jugulaires, la veine saphène (interne de la cuisse), que le cheval jette et est glandé, ce qui présente une dégénérescence morveuse.

Il est peu dangereux lorsque les boutons sont petits et qu'ils ne sont fixés qu'à la surface de la peau.

Placer des sétons, percer les boutons avec une pointe de fer rouge ; faire prendre au cheval, le matin à jeun, une pilule de la préparation suivante :

Oxide d'antimoine, 500 grammes ;
Assa-fœtida, 250 grammes ;
Poudre de gentiane, 180 grammes ;
Nitrate de potasse, 180 grammes ;
Miel ; quantité suffisante.

Mêler le tout et en former 8 pilules.

## Gale.

La gale est une affection de la peau, elle est commune au cheval, au bœuf, au chien et au mouton.

On reconnaît la gale aux nombreuses éruptions de la peau, à la grande démangeaison, à la chute du poil sur les parties envahies.

Les moyens curatifs qui m'ont le mieux réussi, sont les lotions à base de sulfure de potasse.

Faire dissoudre dans un pot ou deux litres d'eau 150 grammes de sulfure de potasse, y ajouter 30 grammes d'acide sulfurique et lotionner sur toutes les parties galeuses.

Le jour suivant on fera un lavage sur ces parties avec 4 à 5 litres de lessive dans laquelle on aura fait entrer 250 grammes de fleur de soufre.

On répètera les lotions et les lavages tant qu'il y aura démangeaison.

Il est urgent de placer quelques sétons et d'administrer une purgation pendant le traitement ou immédiatement après.

On reconnaît à la gale la propriété de se communiquer aux animaux de même espèce, c'est pourquoi il faut isoler les animaux qui en sont attaqués.

## Rouvieux.

C'est une gale rebelle qui vient à l'encolure et dans les plis que forme la crinière des gros chevaux de trait.

Il est nécessaire de raser les crins et

de bien laver toute l'encolure avec de bonne lessive ; laisser sécher, ensuite se servir de l'onguent prescrit ci-dessous et le faire pénétrer dans tous les plis.

Onguent mercuriel double, 150 gr.
Arsenic en poudre, 30 grammes.
Cantharides pulvérisées, 8 grammes.
Ajouter huile de térébenthine, 90 gr.

Continuer le traitement jusqu'à parfaite guérison.

## Dartres.

Les caractères qui font distinguer les dartres de la gale sont faciles à saisir ; la dartre se fixe indifféremment sur toutes les parties du corps. Les places qu'occupe la dartre sont plus ou moins larges, depuis une pièce de 1 franc jusqu'à la largeur de la main, et quelquefois plus ; ces places sont séparées des parties saines par une ligne de démarcation.

Il faut bien laver les dartres avec l'eau

de savon pour débarrasser la peau du prurit ou esquamation qu'a formé la dartre, ensuite graisser la dartre avec onguent mercuriel double ; répéter jusqu'à guérison complette.

## Poux.

Le moyen de débarrasser les animaux de ces parasites, consiste à introduire 60 grammes de tabac en poudre dans un litre d'huile de rabette et en enduire toutes les parties attaquées de phthiriase; une seule application suffit.

## Indigestion.

Le cheval qui a une indigestion cesse de manger, regarde et sent son ventre, baille, se couche et s'étend sur le sol, reste dans cet état quelquefois un quart-d'heure, se relève et piétine. Lorsque l'indigestion est violente, il pousse avec sa tête contre la mangeoire comme dans le vertigo.

Dans ce cas, le vertigo n'est que secondaire ou symptomatique ; il est de toute nécessité de faire la distinction du vertigo symptomatique de l'autre qui est idiopathique, la médication étant diamétralement opposée ; d'ailleurs, les causes sont différentes ; l'indigestion qui est la cause déterminante du vertigo symptomatique se reconnaîtra d'abord aux signes indiqués ci-dessus, ensuite aux circonstances antérieures qui peuvent bien éclairer le doute, tels que, si le cheval a trop mangé, soit d'avoine, de blé ou autre nourriture.

Lorsque l'indigestion est reconnue, administrer un litre de vin ou de cidre dans lequel on délayera 60 grammes de thériaque et 30 grammes d'éther sulfurique, on peut renouveler cette dose deux heures après si le cheval n'est pas guéri.

Donner des lavements d'eau de son ; y

ajouter une poignée de sel afin de provoquer les déjections, couvrir le cheval, le bouchonner et le promener doucement.

# Tranchée ou entérite.

Les tranchées débutent par une irritation des intestins dont la marche est quelquefois bien rapide, le sang afflue vers cette partie et finit par constituer, si on n'y apporte remède, ce que l'on nomme tranchée rouge.

Dès le début, pratiquer une saignée aux deux veines de l'éperon, faire prendre à l'animal deux litres de décoction de racine de guimauve, y ajouter 24 grammes d'opium, donner des lavements.

Recommencer le même traitement au bout d'une heure, si la tranchée n'est pas calmée; couvrir le cheval et le bouchonner.

# Diarrhée.

Lorsque les évacuations alvines dépendent d'une faiblesse des organes de la digestion, ce qui se reconnaît par les signes suivants : l'animal est efflanqué, n'a pas de fièvre, le plus léger travail le fait suer; il y a pâleur des yeux et de la membrane des narines.

Donner de bonne nourriture très-substantielle, en petite quantité d'abord : faire prendre au cheval chaque matin une bouteille de vin ou de cidre dans laquelle on mettra 30 grammes de cumin et autant de baies de genièvre. Ne soumettre le cheval à aucun travail pendant huit ou quinze jours.

# Rétention d'urine.

On soupçonne la rétention d'urine lorsque le cheval se campe pour uriner et qu'il n'en sort que quelques gouttes ;

il regarde son flanc, piétine quelquefois; et lorsque le mal s'aggrave, il semble comme paralysé du train de derrière; se couche, se roule comme dans une tranchée.

Les causes qui s'opposent à l'expulsion des urines ne sont pas toujours les mêmes, un calcul peut se trouver engagé au col de la vessie ou poussé dans le canal de l'urètre et s'y arrêter : l'inflammation de la vessie peut encore susciter cet accident, et la paralysie de ce même organe.

Avant de procéder à aucun traitement, il est utile de passer la main par le rectum dans le corps de l'animal, et de s'ssurer de l'état de la vessie; il sera facile en palpant à travers l'intestin de reconnaître si elle est distendue par le liquide ou dans un état de vacuité; il est également facile de s'assurer s'il y a quelque corps étranger au col de cet organe qui s'oppose à la sortie de l'urine. Dans ce cas, on essaie de déranger ce corps avec les doigts, si on y parvient, l'animal est guéri; autrement, on fera une injection d'huile d'amande douce dans l'urètre, ensuite presser légèrement la vessie d'arrière en avant pour essayer de franchir le corps qui fait résistance; si on ne peut y parvenir on ouvrira longitudinalement le canal de l'urètre sous l'anus, sur la courbure qu'il forme avant de pénétrer dans la vessie, ensuite y passer une sonde.

Mais, si l'animal souffre d'une rétention dont les causes ne soient ni dans la vessie, ni dans le canal de l'urètre, elles devront être supposées aux reins ou aux urétères; dans ce cas, administrer trente grammes de nitrate de potasse le matin dans le son frisé, et autant le soir, ou lui faire prendre un litre de décoction de radis.

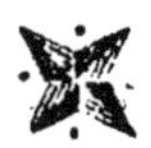

# Tétanos

## (MAL DE CERF.)

Le tétanos est une affection des muscles qui se trouvent dans une contraction permanente; le plus ordinairement ce sont les muscles de la machoire qui sont les premiers entrepris, ensuite l'encolure, enfin le corps et les membres.

D'abord la machoire se trouve serrée, le cheval essaie de l'ouvrir pour manger, mais il ne le peut, l'encolure devient également roide, les muscles sont dans un état d'extension tel qu'on ne peut lui faire plier le cou, les membres à leur tour deviennent roides, et la locomotion est presque impossible.

Tels sont les signes que présente le cheval atteint du tétanos.

Les causes les plus ordinaires du développement de cette maladie sont quelques opérations faites sur l'animal qui lui ont causé de la douleur, quelques frictions trop stimulantes sur la peau.

Les moyens qui jusqu'alors ont paru les plus rationnels dans le traitement du tétanos ont rarement été suivis de succès avantageux. Cependant, j'engage à tenter les moyens suivants :

Lorsqu'il y a pléthore sanguine, que le pouls est fort et plein, donner une forte saignée, faire prendre à l'animal en deux jours une livre de miel dans laquelle on aura fait entrer 15 grammes de camphre.

Faire bouillir dans du vinaigre des plantes aromatiques, telles qu'absinthe, menthe, sauge et tanaisie, imbiber de cette décoction une couverture de laine, en couvrir le cheval, ensuite ajouter encore une ou deux autres couvertures par dessus, et le laisser ainsi douze heures, et recommencer la même opération, tremper la première couverture et le recouvrir ainsi.

# Hernie inguinale.

On entend par hernie inguinale la sortie d'une partie de l'intestin grêle par l'ouverture de l'anneau inguinal (de l'aine). Cette portion d'intestin vient quelquefois à tomber dans les bourses, ce qui forme une tumeur facile à apercevoir.

Mon intention n'ayant pas été d'écrire pour les vétérinaires, mais bien pour être utile aux agriculteurs et les instruire des premiers soins à donner à leurs animaux malades; ensuite je les engage à consulter un vétérinaire lorsque la maladie leur paraîtra grave.

En conséquence, le traitement de la hernie inguinale étant du ressort d'un vétérinaire instruit, j'engage les cultivateurs à le consulter.

Si le cheval éprouve des tranchées par la compression de l'intestin dans l'anneau on fera bien de donner des lavements avec de l'eau tiède jusqu'au moment où le vétérinaire aura donné de nouveaux ordres.

## Hernie ombilicale.

Cet accident a lieu souvent sur les jeunes poulins ; c'est une tumeur, quelquefois de la grosseur d'un œuf, qui apparaît à la place du nombril. Il est facile de réduire cette hernie.

On place le poulin sur le dos, en lui assujétissant les pieds de manière à ce qu'il ne puisse blesser l'opérateur. Dans cette position l'intestin rentre dans la cavité abdominale.

Il est facile de remarquer avec le doigt l'ouverture qui laisse sortir l'intestin. Il faut pincer la peau sur cette ouverture et passer dans la portion pincée deux petites broches en fil de fer de la longueur du doigt, que l'on recourbera avec une petite pince afin que la peau ne puisse se rétendre,

Ensuite on fera une ligature avec du fort fil doublé et ciré entre la peau du ventre et les deux broches. Il faut se garder de percer l'intestin en passant les broches.

Après 8 ou 10 jours, cette portion de peau ligaturée tombe et la hernie a disparu.

# Lumbago.

La maladie que j'indique par ce nom est une affection des muscles des lombes (les reins). Le cheval paraît n'avoir plus aucune force dans la colonne vertébrale (chaîne du rein); toute l'arrière-main parait ne plus pouvoir se soutenir; lorsque le cheval marche il se boulete sur le derrière; si on le pousse d'un côté ou de l'autre il ne peut résister. Les laboureurs disent : le cheval est fourbu. Ne confondez pas cette maladie avec la fourbure; comme je l'ai déjà dit, la fourbure est une maladie des pieds. (*V. Fourbure.*)

Le cheval affecté du lumbago le plus souvent ne paraît pas malade, n'a pas de fièvre, mange comme à l'ordinaire.

Cette maladie, ordinairement, est l'effet d'une contrariété.

Lorsque l'on fait un voyage, si l'on ne fait pas manger l'avoine au lieu où le cheval a l'habitude de la manger, si on lui fait redoubler une corvée contre son habitude, si une jument est privée de son poulin, ce sont autant de causes qui peuvent occasionner cette maladie.

Si le cheval est en bon état (gras) et vigoureux donner une saignée, appliquer sur les reins, près la croupe, un bouillage de graine de lin et de son, éviter de le placer trop chaud; continuer pendant 3 ou 4 jours, le renouvelant deux fois par jour; après ce temps on emploiera en frictions sur cette partie un liniment composé d'huile de laurier et d'huile essentielle de lavande, parties égales.

—

# Affections

## VERMINEUSES.

La présence des vers dans l'estomac et les intestins des chevaux ne les incommodent pas toujours. Il n'est pas étonnant de trouver à l'autopsie d'un cheval l'estomac rempli de vers, sans que l'on se soit aperçu qu'il en eut jamais éprouvé aucune souffrance; mais il n'en est pas toujours ainsi, la sensibilité n'étant pas la même chez tous les individus.

On est porté à soupçonner la présence des vers quand le cheval éprouve de temps à autre quelques coliques suivies de dévoiement, qu'il a un appétit déréglé, de fréquents baillements, qu'il gratte les murs avec ses dents, que dans ses excréments il s'y trouve des vers et qu'il y en a de cramponnés au pourtour de l'anus.

Pour tenter l'évacuation des vers il faut commencer par purger l'animal avec 50 grammes d'aloës dans le beurre frais, tel qu'il est expliqué à l'art. hydropisie.

Deux jours après, administrer 35 gr. d'huile empyreumatique, mêlée avec 120 grammes de miel.

# Coup de sang.

## CHEVAUX PRIS DE CHALEUR.

Lorsque, dans les grandes chaleurs, on contraint les chevaux à des courses rapides et trop longtemps continuées;

Lorsque, dans ces mêmes jours, les chevaux sont entassés dans des écuries placées au midi, sans ouvertures au nord, ce sont des causes déterminantes de ces accidents.

En 1832, pendant quelques jours de grande chaleur, j'ai eu l'occasion de voir mourir trois chevaux de diligence sur la route de Caen à Lisieux. En faisant l'autopsie j'ai trouvé les poumons remplis d'un sang extrêmement noir ; les cavités gauches du cœur et les artères contenaient également un sang noir, à peu près de la couleur du sang veineux qui n'a pas subi l'élaboration qu'il doit éprouver en passant dans les poumons.

La présence de ce sang noir dans les artères et les cavités gauches du cœur me fit faire plusieurs hypothèses sur les phénomènes de la respiration et de la circulation du sang.

Je conclus alors que le cheval étant excité à courir avec vitesse sous les rayons ardents du soleil, nécessairement le sang circule avec une grande vitesse et passe rapidement le trajet qu'il doit parcourir dans l'organe pulmonaire, de là, l'oxigène (partie constituante de l'air) ne peut qu'imparfaitement pénétrer les molécules du sang et ne peut lui imprimer cette couleur rouge clair qui fait reconnaître le sang artériel.

J'ajoute, en outre, que dans les temps

chauds et orageux l'air est léger, en conséquence moins chargé d'oxigène.

Les signes, dans l'animal vivant, qui font reconnaître que le sang ne peut plus servir à une nouvelle circulation, sont le battement précipité du flanc, les narines dilatées, la membrane muqueuse des narines de couleur violette, la sueur qui s'écoule de toutes parts; l'animal est chancelant de faiblesse; si on saigne à la jugulaire la saignée est baveuse et ne coule presque pas; le battement du cœur et des artères est faible et précipité.

Tels sont en général les symptômes que j'ai remarqués dans le cheval pris de chaleur.

Au moment où ces signes apparaissent, on doit s'empresser de placer le cheval à l'ombre et dans un courant d'air, lui arroser les narines avec du vinaigre, se servir d'un soufflet de cuisine pour lui chasser de l'air sur les narines. Deux ou trois hommes bouchonneront continuellement le cheval, évitant de se laisser prendre sous le poids de son corps s'il vient à tomber.

Je désapprouve la saignée, ce qui paraîtra sans doute extraordinaire aux yeux de quelques personnes, car pour une maladie nommée coup de sang, il leur semblera que cela est contre le bon ordre des choses de désapprouver la saignée.

Chaque fois que l'on saigne un cheval dans cette fâcheuse circonstance, l'on abrège la moitié de ses derniers moments et il ne reste plus suffisamment de temps pour tenter la guérison par les moyens que j'indique.

Si c'est la pénurie de l'oxigène dans le sang qui est la cause déterminante de la maladie, il sera facile de se rendre compte de l'effet que produira une saignée.

Je recommande spécialement aux maîtres de poste et relayeurs de diligence, de pratiquer à leurs écuries des fenêtres sur le derrière, de manière à renouveler l'air quand bon le semble, de tenir les écuries le plus propre qu'il se peut; d'éloigner les tas de fumiers qu'on laisse souvent à la porte.

Il est à remarquer qu'un cheval sortant d'une écurie trop chaude et malsaine, doit avoir une grande disposition à contracter la maladie que je viens de signaler.

# CHOIX

### QUE L'ON DOIT FAIRE

## Pour les Chevaux de Poste.

Le cheval que l'on destine au parcours des postes, doit réunir quelques qualités spéciales pour cette fonction.

Il doit être léger sans être grêle, avoir les muscles bien détachés du canon, le sabot solide (se garder des pieds plats), le genou large, le trot et le galop aisés, l'encolure et la tête légère, le rein court, les yeux vifs ayant l'expression de la vigueur.

Eviter de mettre à ce travail des chevaux au-dessous de l'âge de 5 ans.

# Deuxième Catégorie.

## ESPÈCE BOVINE.

—

## MALADIES DE L'ESPÈCE BOVINE,

*Avec les signes qui les font reconnaître, et le traitement approprié pour chacune d'elles.*

—

# Onglet.

L'affection désignée sous ce nom est une inflammation de la paupière nasale placée à l'angle interne de l'œil.

Cette paupière a été appelée par Lafosse onglet, par Girard paupière nasale, par Bourgelat membrane clignotante, etc.

L'inflammation qui nous occupe peut être suscitée par diverses causes ; les plus ordinaires sont un coup porté sur cette partie ou un corps étranger introduit entre cette membrane et le globe de l'œil ; pour le corps étranger, la première indication est de le retirer ; ensuite faire disparaître l'inflammation par les émolients et une saignée aux veines temporales ou à la veine passant sur l'arcade orbitaire. Si l'emploi d'un tampon de linge imbibé d'eau de guimauve et appliqué sur l'œil ne dissipe pas la douleur, on aura recours à d'autres moyens : on bassinera l'œil avec le collyre suivant :

| | |
|---|---|
| Sulfate de zinc, | de chaque 15 gram. |
| de cuivre, | |
| d'alumine, | |

dissous dans un litre d'eau, continuer

trois fois par jour pendant six : si, nonobstant ces moyens, l'onglet reste volumineux et recouvre une partie du globe, on le coupera avec des ciseaux et on lavera l'œil avec de l'eau fraîche.

## Cornes cassées OU ARRACHÉES.

Dans le cas où la corne n'est qu'enlevée et détachée du cornillon, il suffit d'envelopper la partie dénudée de corne d'une étoupade enduite de blancs d'œufs et de suie.

Mais si le cornillon est cassé à la base, on maintiendra un tampon d'étoupe sur la plaie que l'on arrosera chaque jour avec teinture d'aloës.

## Goitron.

Tumeur ordinairement indolente qui vient sous la gorge; cette affection est rarement primitive, elle n'est le plus souvent que le symptôme d'une autre affection : on doit s'attacher à rechercher la cause du développement de cette affection.

# Inflammation

## DE LA GORGE.

Les bêtes à cornes sont exposées comme le cheval aux maux de gorge. On reconnaît cette maladie par la difficulté que l'animal éprouve tant dans l'action de la respiration que de la déglutition par la tension et la douleur de cette partie.

Pratiquer une saignée, donner peu de nourriture, passer au fanon sous la peau un peu de racine d'ellébore noir ; ce que l'on nomme vulgairement herber; l'engorgement que cette opération suscitera peut produire une métastase favorable, graisser la gorge avec onguent de laurier, faire des injections dans la bouche d'eau acidulée et miellée.

# Pommelière

## (PHTHISIE PULMONAIRE).

La maladie dans son principe résulte d'une inflammation des poumons ; si la maladie n'est pas arrêtée dès l'invasion, elle passe à l'état chronique et constitue la bête pommelière.

Les signes qui la font reconnaître sont la toux permanente, un léger jetage par le nez, la teinte jaune de la peau (lictère) ; nonobstant les bons soins et la bonne nourriture la maigreur marche à grands pas.

Les secours de l'art vétérinaire étant impuissants pour une telle maladie, j'engage à ne rien faire, seulement je conseille aux acheteurs de profiter du bénéfice de la loi qui admet la résiliation de vente pour la phthisie pulmonaire. (Neuf jours de garantie).

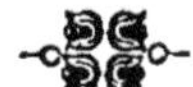

# Pomme ou poire

## Retenue dans l'œsophage.

Il arrive souvent que les bêtes à cornes saisissent avec trop d'avidité les pommes, poires, navets ou carottes, et les avalent avant de les avoir divisés suffisamment et le corps reste engagé dans l'œsophage.

On reconnaît la bête empommée par les signes suivants : elle tousse, bave, les yeux saillants et larmoyants, un peu plus tard elle se météorise. (Enfle).

Pour opérer l'extraction de ce corps, il faut passer la main sur l'œsophage depuis la gorge jusque sur la poitrine afin de s'assurer de la position du corps étranger, ensuite essayer de le faire remonter vers la gorge; à l'aide du pas d'âne on tiendra la bouche ouverte, et un aide y passera la main pour le saisir lorsqu'il sera rapproché le plus près possible de la bouche.

Si ce corps est arrêté dans la portion d'œsophage contenue dans la poitrine et qu'il soit inexplorable, on se servira d'une baguette en bois vert, longue de quatre pieds au moins ; par un des bouts, y attacher un tampon de linge qui servira à pousser dans l'estomac le corps arrêté.

La bouche de l'animal étant tenue ouverte comme je viens de l'indiquer, on passe la baguette dans la bouche pour l'enfoncer dans le conduit œsophagien et lorsque l'on rencontre le corps étranger, on pousse légèrement et de manière à le faire descendre dans l'estomac.

Cette opération peut se faire sans aucun danger.

Par ces moyens bien entendus on débarrassera toujours l'animal et on ne sera pas obligé d'avoir recours à l'œsophagotomie qui a pour but d'ouvrir l'œsophage et d'en extraire le corps.

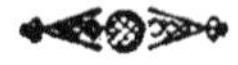

# Diarrhée

## OU DÉVOIEMENT.

Deux principales causes produisent le flux de ventre :

1° L'inflammation de l'estomac et des intestins.

2° La débilité, l'atonie ou faiblesse des organes digestifs.

Dans la première cause, il y a quelques coliques, un peu de fièvre, l'animal est souffrant ; dans ce cas, donner des lavements, une saignée, faire prendre de la tisane de bouillon blanc, de laitue, ajouter par litre 15 grammes de cristal minéral, en donner deux litres par jour.

Pour la seconde cause, faire prendre en trois fois trois litres de cidre par jour, dans lequel on aura dissous 90 grammes de thériaque ; répéter jusqu'à guérison.

---

# Tympanite

## (ENFLURE DU VENTRE).

La maladie à laquelle on attribue ce nom, consiste dans la formation et l'accumulation de gaz dans l'estomac et les intestins de la bête bovine.

Cet accident apparait fort souvent immédiatement après avoir mangé avidement des fourrages verts, particulièment le trèfle vert et mouillé ; le ventre se ballonne, se météorise, la respiration est gênée, le diaphragme se trouvant refoulé par le gaz sur les poumons en entrave le jeu.

Si on n'apporte de prompts secours l'animal succombe par suffocation quelquefois en une heure.

Il serait fort avantageux pour les propriétaires qui font paître par leur bestiaux des trèfles et de la luzerne d'avoir chez eux par précaution une bouteille d'ammoniaque liquide ou d'éther sulfurique et aussitôt que l'on aperçoit la meteorisation se développer, administrer pour une bête de stature ordinaire 30 grammes d'ammoniaque dans un litre d'eau fraîche, ou 60 grammes d'éther et des lavements d'eau de savon, renouveler la dose au bout d'une demi-heure si le ventre ne se détend pas.

Si nonobstant la bête ne se trouve pas soulagée, que le ventre soit autant ballonné, on se décidera à faire la ponction de la panse. Cette opération consiste à enfoncer dans le flanc gauche un bistouri à lame droite, assez profondément pour percer l'estomac (la panse); par ce moyen le gaz se dégage et l'animal est soulagé à l'instant. On pansera cette plaie avec le vin et la recouvrir avec un linge sans la boucher hermétiquement.

# Tranchées.

Les bêtes à cornes sont comme le cheval sujettes aux coliques ; il est facile de reconnaître qu'une bête est tranchée, elle se couche, s'étend, se relève pour un instant, gratte la terre avec les pieds de devant.

Lorsque la tranchée est bien reconnue, et que la bête n'est pas soupçonnée d'avoir une indigestion, on doit saigner à la veine sous-cutanée du ventre, donner des lavements de décoction de tête de pavot.

Ces seuls moyens arrêtent la tranchée.

# Indigestion.

La bête a le flanc tendu, les oreilles basses, si on l'excite à marcher elle plaint particulièrement en descendant, elle manifeste de la sensibilité à la pression de l'estomac.

Faire prendre à l'animal 120 grammes de thériaque dans un litre de cidre ou de vin, ajouter 250 grammes d'huile d'olive, donner des lavements, couvrir la bête, supprimer toute nourriture et lui faire prendre de temps à autre une bouteille d'eau de son miellée.

## Pissement de sang

(**Hématnrie.**)

Le pissement de sang est dû à une inflammation des organes sécréteurs de l'urine. Une infinité de remèdes sont préconisés contre cette maladie ; j'en ai essayé un grand nombre, j'ai tenté diverses fois les moyens rationnels que la thérapeutique met en usage pour combattre les inflammations. Ces moyens m'ont presque toujours échoués, il m'a donc fallu recourir à d'autres moyens ; et enfin j'ai employé les remèdes perturbateurs, remèdes dont j'ai peine à expliquer le bon effet.

Ces moyens consistent à faire dissoudre dans deux litres d'urine 500 grammes de sel de cuisine, (hidrochlorate de soude), et le faire prendre à la bête, lorsque la fièvre commence à paraître; il est nécessaire que l'animal n'ait pas mangé depuis au moins quinze heures, l'action de ce remède détermine un trouble dans tout l'organisme et un mouvement tumultueux dans le système sanguin qui, sans doute, épuise les forces de l'inflammation que l'on a à combattre.

Aux yeux de quelques hommes de l'art ce moyen ne paraîtra pas en rapport avec la vétérinaire moderne; mais enfin l'expérience m'a prouvé que ce moyen manque rarement de produire l'effet désiré.

Quatre heures après l'administration de ce remède, faire prendre de la tisane faite avec laitue, houblon et chicorée, deux litres en quatre heures, donner des lavements.

# Vélage

## OU PARTURITION.

La parturition ne s'exécute pas toujours naturellement, c'est pourquoi cette opération présente souvent des difficultés que la nature ne saurait vaincre. La position du petit animal dans le corps de la mère, n'en permet pas toujours l'expulsion ; pour qu'elle soit naturelle, il doit présenter les pieds antérieurs et la tête en avant, donc que l'on doit ramener toutes les positions contre nature à celle-là, si un pied est resté en arrière on doit le ramener au passage ; si la tête est redoublée en arrière, la ramener également sur les deux pieds, ensuite procéder à l'extraction. Pour cela on doit attacher les deux pieds d'une petite corde, ainsi que la machoire inférieure ; lorsque ces liens sont bien assujettis, on profite des contractions de la matrice pour tirer sur le petit animal. Il est souvent nécessaire de la force de plusieurs hommes pour le faire sortir. Maintes fois il m'a fallu la force de dix hommes pour en opérer la sortie sans qu'il soit arrivé d'accidents tant à la mère qu'au petit sujet.

S'il arrive que ce soit les pieds postérieurs qui se présentent, on doit préférer le tirer ainsi que de le tourner. La manipulation qu'exige cette besogne fatigue l'opérateur et la mère, et peut occasionner des contusions à la paroi interne de l'utérus dont le résultat est souvent fâcheux.

Si nonobstant la position naturelle, le fœtus est trop volumineux par rapport à l'ouverture du bassin de la mère, il ne reste d'autre moyen que d'extirper les deux épaules l'une après l'autre; le procédé à suivre consiste à introduire la main armée d'un bistouri courbe dans le bassin et de trancher la peau du fœtus au-delà de l'omoplate en suivant le contour de cet os : la peau étant coupée ainsi, quatre hommes suffisent pour arracher l'épaule avec une louge attachée au pied. On exerce la même manœuvre pour l'autre membre, ensuite on attache une corde au cou du fœtus pour le tirer avec force.

# Renversement

## De l'Utérus ou Matrice.

Les femelles sont exposées à pousser hors l'utérus après la mise bas du produit de la gestation, la vache y est la plus exposée.

Cet organe entièrement sorti présente un grand sac allongé qui descend jusque sur les jarrets. (La bête étant debout.)

Pour procéder au replacement, il serait bon d'avoir une éponge fine afin d'éviter les contusions que le poing pourrait occasionner dans cette opération; on doit commencer par le bout qui paraît le plus long et le plus éloigné de la vulve, ayant soin de tenir l'éponge appuyée sur la main en repoussant vers la vulve et retournant sur elle-même la masse de l'utérus et l'enfoncer graduellement, ne point faire d'efforts dans le moment que la bête en fait elle-même, maintenir seulement la portion rentrée, on est obligé souvent de quitter cette portion pour en reprendre une autre qui reste en arrière.

Lorsque la totalité est rentrée dans le bassin, il faut l'étendre en y passant avec la main un peu d'huile d'olive.

Mais il arrive presque toujours que la bête continuant ses efforts rendrait nulle cette opération si l'on n'avait un moyen d'en empêcher ; c'est de boucler.

## Renversement

### DU VAGIN.

La réduction en est beaucoup plus facile que de l'utérus, il suffit de faire lever la bête si elle est couchée, et la rentrée s'en opère quelquefois seule.

Si on est obligé de le replacer, on doit oindre ses mains d'huile d'olive et en arroser le vagin, ensuite prendre la partie tombée avec les deux mains ouvertes et en opérer la rentrée ; pour éviter la récidive, boucler la vulve avec des points de suture de ficelle ou de fil de laiton.

# Délivre

## OU ARRIÈRE-FAIX.

Après la mise bas, le délivre se fait assez ordinairement spontanément par les efforts expulsifs de la matrice. Cependant il arrive quelquefois que cette opération de la nature se fait attendre quelques jours particulièrement chez la vache ; si au bout de deux ou trois jours il ne sort, je conseille d'en faire l'expulsion de la manière suivante :

On saisit d'une main le cordon qui est au dehors et on passe l'autre main dans la matrice. Cette main étant enduite d'huile d'olive, on détache légèrement l'arrière-faix des cotilédons, tandis que l'autre main exerce une légère traction, par ce moyen l'on tire hors du bassin le délivre et l'opération est terminée.

# Charbon.

Le charbon dans sa nature présente diverses variétés dont la contagion est plus ou moins redoutable.

Les tumeurs charbonneuses se font reconnaître à un aspect particulier, le boursouflement de la peau est crépitant sous les doigts, la tumeur charbonneuse présente une élévation circonscrite et quelquefois la surface est arrosée d'une sérosité roussâtre, la peau se putréfie, le poil tombe; quoique le cas soit désespérant, je ne conseille pas cependant d'abandonner l'animal et de le considérer comme perdu.

Quelques auteurs distingués par leur talent, entre autres M. Hurtrel Darboval, conseillent l'excision des tumeurs et ensuite la cautérisation avec le fer rouge, j'approuve ce moyen s'il pouvait être exécuté sans danger pour l'opérateur ; nous savons que plusieurs vétérinaires ont été victimes de leur zèle pour avoir amputé des tumeurs charbonneuses. La main étant en sueur, une blessure, soit antérieure ou faite pendant l'opération, sont des voies pour la transmission du virus charbonneux. Dans le courant de ma pratique je crois avoir sauvé du charbon à peu près une dixaine d'animaux de race bovine; lorsque la tumeur charbonneuse est circonscrite et la surface peu étendue je me suis servi de la racine d'ellébore noir pour former un cercle autour de la tumeur, faisant des incisions à la peau de quatre en quatre pouces en suivant le contour du charbon. Ce cercle d'incisions doit être fait sur les parties encore saines, ensuite passer sous la peau un petit bout de racine à chaque incision ; il apparaît peu de temps après une inflammation très-violente qui fait rempart au charbon et l'anéantit dans sa retraite.

Les parties charnues frappées de charbon se détachent et laissent une plaie que l'on pansera avec eau-de-vie camphrée jusqu'à guérison.

On doit séparer les malades des animaux sains pour éviter la contagion.

## Fourchet.

On désigne sous ce nom une inflammation qui apparaît à la couronne entre les onglons des bêtes à cornes ; il y a chaleur, boursouflement de cette partie et l'animal boite beaucoup.

On fera quelques scarifications sur la couronne avec le bistouri ou la flamme ; laisser saigner, ensuite envelopper le pied chargé d'une bouillie grasse. Si au bout de trois à quatre jours, la résolution ne s'opère pas, on enlèvera le fourchet avec l'instrument tranchant et on fera les pansements pendant deux jours avec l'acétate de plomb liquide étendu d'eau, partie égale. Les pansements subséquents se feront avec l'eau-de-vie jusqu'à guérison.

# Chute de l'ergot

## OU ONGLON.

La chute de l'onglon est fort souvent le résultat d'une marche forcée et longtemps soutenue ; la fatigue occasionne une inflammation de la chair du pied qui désorganise cette chair et en détermine le décollement, une secousse dans ce cas détache l'onglon et met la chair de cette partie à nu. Lorsque cet accident arrive, on appliquera sur toute la surface nue un cataplasme de suie et de blanc d'œuf ; y ajouter 30 grammes d'onguent égyptiac, mêler le tout et en charger la partie dénudée de corne que l'on y maintiendra avec de la filasse ou du chanvre.

## Foulure de la sole

### DES BÊTES A CORNES.

Lorsque l'on s'aperçoit qu'un animal de race bovine boite pour cause de foulure, on commence par appliquer un cataplasme émolient autour du pied, qu'on renouvellera tous les jours pendant 2 ou 3 jours. Si, au bout de ce temps, la boiterie persiste je conseille d'enlever la sole de l'ergot malade, pour éviter que la matière ne fuse autour de l'ergot, ce qui en occasionnerait la chute.

Cette opération étant faite en temps opportun le pied ne reste pas longtemps malade.

On ne doit pas hésiter, dans beaucoup de cas, à dessoler un ergot, le pied étant toujours plus tôt guéri.

Après la dessolure on appliquera

l'onguent indiqué pour la chute de l'ergot.

## Fureur utérine.

### (Inflammation de la Matrice.)

De tous les animaux, je pense que c'est la vache qui est le plus ordinairement attaquée de cette maladie; elle se déclare ordinairement après le rut (le temps ou la vache est en amour.)

Bien des fois on a pris cette maladie pour la rage.

La bête fait entendre des mugissements répétés; elle a l'œil hagard et très-allumé, elle ne mange pas; si elle aperçoit quelques animaux près d'elle elle se lance dessus avec fureur; il y aurait même du danger pour les personnes qui en approcheraient.

Plusieurs fois on a assommé des vaches attaquées de cette maladie, pensant qu'elles étaient enragées.

Si la bête est en liberté dans un herbage il faut l'entrer et l'attacher avec précaution dans une étable, évitant de se faire blesser par cette bête furieuse, Il est nécessaire que l'étable soit fraîche.

Ensuite on lui fera une saignée à la jugulaire; faire prendre 3 ou 4 lavements par jour, composés de son et de mauve bouillis.

En outre, on lui fera avaler 120 gr. d'oxyde d'antimoine et 30 grammes de sel de nitre, que l'on pétrira dans un peu de beurre frais, en former une boule et la lui faire avaler. On place cette boule au bout d'un morceau de bois long d'un demi-mètre pour la pousser dans le fond de la bouche.

On fera prendre deux de ces boules par jour, matin et soir; continuer jusqu'à guérison.

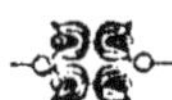

# Affection

## Rhumatismale aux reins des bêtes à cornes.

Cette maladie se manifeste plus particulièrement à la suite du vélage; la bête éprouve une très-grande faiblesse dans cette partie, si elle peut se tenir debout elle chancelle, se boulete sur le derrière; lorsqu'elle est couchée elle ne peut se relever, elle se traîne sur les genoux.

On fera suer la bête avec une charge de plantes aromatiques, comme sauge, absinthe, genièvre, etc., qu'on fera bouillir dans du vinaigre et lui appliquer chaud sur les reins, la couvrir ensuite avec une ou deux couvertures, renouveler deux fois par jour. De plus on graissera cette partie fortement avec huile de laurier. Continuer jusqu'à guérison.

# Galons

## aux mamelles des vaches laitières.

Le moyen de guérir ces galons, consiste à faire bouillir un peu de savon ordinaire avec un verre de crême, et se servir de cet onguent pour graisser la mamelle deux ou trois fois par jour.

Si on a plusieurs vaches à traire, on n'arrivera à celles-là qu'après les autres, attendu que la maladie se communique par le contact des doigts.

Ces petites plaies à l'état d'ampoules sont le vaccin primitif et spontané.

# Bronchite

## DES BÊTES A CORNES.

(CATARRHE PULMONAIRE).

Cette maladie se fait connaître par la toux souvent répétée, la respiration courte; au début de la maladie il y a fièvre et la bête mange peu.

Il faut donner une forte saignée à la veine du cou, faire prendre de la tisane faite avec feuilles de laitue, chicorée sauvage et feuilles de bouillon blanc; on ajoutera par litre 30 grammes de sel de nitre et autant de miel, on en fera prendre 3 litres par jour en trois fois, donner des lavements et peu de nourriture.

Si la maladie se prolonge au-delà de quinze jours, l'on aura à craindre qu'elle ne passe à l'état chronique et constitue la bête pommelière. (Phthisie pulmonaire).

## Hernie ombilicale

### DES JEUNES VEAUX.

C'est une tumeur molle que l'on aperçoit sous le nombril des petits veaux; il est arrivé bien des fois que l'on a pris cette tumeur pour un dépôt de matière purulente qu'on a percé avec le bistouri dans l'espoir de voir sortir du pus et il ne s'est trouvé que du lait caillé sortant du tube intestinal ; il faut éviter cette erreur car le mal pourrait être irréparable.

On réduira cette hernie de la même manière indiquée pour les jeunes poulins.

# Inflammation

## du nombril des jeunes veaux.

Au commencement c'est une tumeur dure et sensible.

On graissera cette tumeur avec onguent populéum ; lorsque la tumeur se sera amollie et qu'on remarquera la fluctuation avec le doigt, on l'ouvrira avec le bistouri.

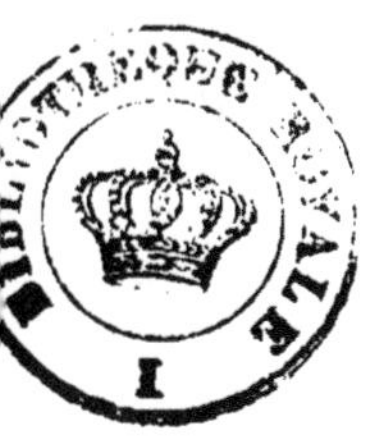

# Aphthes

### à la bouche et sur la langue des veaux.

Ce sont de petits ulcères qui apparaissent sur la langue et autour de la bouche des jeunes veaux.

On les lavera deux ou trois fois par jour avec de fort vinaigre , dans lequel on aura dissous un peu de miel.

On se servira d'un morceau de linge attaché à un petit morceau de bois gros comme le doigt.

# Chancrure

### DES VACHES.

C'est un nom vulgaire que l'on donne à de petites plaies ulcéreuses qui viennent à la partie interne de la vulve après la saillie du taureau.

On nettoiera deux ou trois fois par

jour ces ulcères chancreux avec le vin, ensuite on fera prendre à la vache chaque matin, pendant trois jours, **120** grammes d'oxyde d'antimoine.

On en formera des boules avec le miel ou le beurre pour les lui faire avaler.

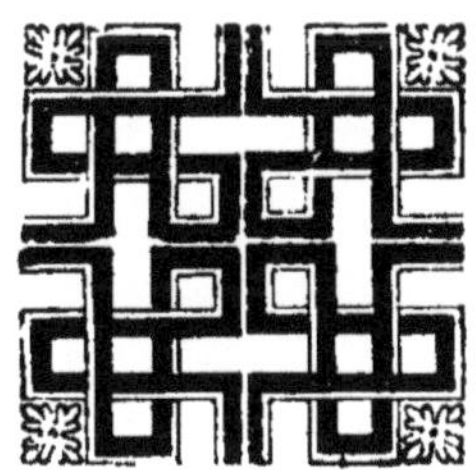

## Troisième Catégorie.

**ESPÈCE OVINE.**

—

### MALADIES DES BÊTES OVINES
(*Moutons.*)

—

# Sang de rate.

Les symptômes qui font reconnaître cette maladie sont : le sang sortant par les narines et par la vulve ou le fourreau, selon le sexe, les yeux rouges de sang, le battement des flancs, la faiblesse de l'animal.

Les animaux attaqués sont souvent les plus gras. Très-souvent la mort ne suit pas de loin l'invasion de la maladie; quelques heures suffisent pour tuer l'animal.

A l'autopsie on remarque des épanchements de sang dans les intestins, le foie et les poumons.

Dès le commencement des symptômes il faudrait promptement ouvrir la veine du cou et tirer une saignée copieuse.

On a, par ce moyen, quelquefois sauvé des moutons de cette maladie.

On a remarqué que des moutons ayant souffert pendant l'hiver et le printemps et ensuite mis à une bonne nourriture ont une grande aptitude à contracter cette maladie, qui plusieurs fois a enlevé la moitié des troupeaux.

Quelques observateurs ont regardé cette maladie comme contagieuse. C'est une erreur. Lorsqu'un troupeau entier a été soumis sous l'influence de la même cause et que cette cause a agi de la même manière sur tous les individus, il n'y aurait pas de raisons pour qu'elle ne fasse pas râfle sur tous.

Evitez donc de faire trop maigrir les moutons en hiver et de ne pas les ramener en bon état trop promptement. Lorsque cette maladie se déclare dans un troupeau on doit promptement vendre pour la boucherie ceux qui sont gras, parce que ce sont particulièrement les plus gras qui sont les plus exposés.

# Pourriture

## DES BÊTES A LAINE.

Cette maladie a été quelquefois confondue avec le sang de rate; mais à l'ouverture des cadavres il est facile d'en faire la distinction; les lésions ne sont

sont pas les mêmes, la marche de la maladie étant également bien opposée.

L'affection de la pourrriture se termine toujours par une maladie chronique, tandis que l'autre est une maladie aiguë.

Les signes qui annoncent le commencement de la pourriture sont souvent bien obscurs, C'est une légère toux, l'œil un peu larmoyant, l'intérieur des narines un peu rouge; plus tard vient la pâleur des narines et de la bouche; la conjonctive de l'œil n'a plus cette couleur rouge comme elle doit l'être dans l'animal en bonne santé; la bête n'a plus sa gaieté ordinaire, elle commence à maigrir, la laine se détache facilement, l'animal jette une matière purulente par les narines; il y a alterternative de constipation et de dévoiement, enfin la bête est sans espoir.

Les moyens curatifs ont été jusqu'alors sans effet, c'est pourquoi l'on ne doit essayer qu'à en prévenir l'invasion.

Les causes qui ont paru le plus en favoriser le développement sont les lieux bas et marécageux où l'on conduit paître les troupeaux, les bergeries humides et malsaines, les fourrages mal ramassés que l'on fait manger pendant l'hiver, etc.

On a quelquefois attribué la perte des troupeaux aux maléfices et à la malveillance. Ces soupçons et ces calomnies mal appliquées n'étaient que le résultat de l'ignorance des causes; au lieu de s'occuper sérieusement de recherches importantes, on s'occupait de la recherche d'un sorcier, d'un charlatan, qui ne manquait jamais de persuader que la mortalité des animaux devait être attribuée à la malveillance d'un autre sorcier.

Ce qui a servi quelquefois a induire en erreur ce sont des pelottes feutrées, espèces d'ægagropiles que l'on trouve dans le tube intestinal des herbivores. On a souvent pris ces boules pour des gobes, tandis que le noyau de cette pelotte n'est qu'un peu de laine ou de bourre que l'animal avale après s'être gratté ou avoir léché les autres animaux ; arrivée dans les intestins il s'y agglomère du mucus, ce qui finit par constituer une pelotte stagnante.

Les moyens d'éviter et de prévenir la pourriture des moutons consistent à ne pas les faire paître dans des lieux trop humides, là où l'eau stagne longtemps, ne pas les sortir avant que le soleil n'ait séché la rosée, faire des ouvertures aux bergeries pour y renouveler l'air convenablement, ne pas laisser trop amasser de fumier sous les bêtes, éloigner les fumiers de la porte, pendant l'hiver arroser de temps à autre les fourrages avec de l'eau salée.

Lorsqu'on achète un troupeau on doit toujours préférer l'acheter maigre que gras, pourvu qu'il soit en bonne santé.

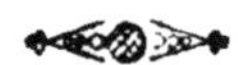

# Tournis du mouton.

Tous les procédés et tentatives pour la guérison du tournis n'ont jusqu'alors été suivis de résultats bien satisfaisants.

Il est plus avantageux de les livrer à la boucherie lorsqu'ils sont encore en bon état.

# Morsure des chiens.

Le mouton mordu par le chien est bien susceptible de contracter la gangrène, particulièrement aux deux extrèmes de la température, le très-grand froid et la grande chaleur.

On pansera et nettoiera la plaie résultant d'une morsure avec de l'eau-de-vie camphrée ; s'il y a plaie profonde on la débridera avec le bistouri pour l'élargir et faire des injections avec une petite seringue ; recouvrir la plaie d'un linge.

Dans la saison où les mouches sont à craindre on enduira le linge d'un peu d'huile empyreumatique,

# Araignée

## DE LA BREBIS.

Les bergers désignent par le nom d'araignée une inflammation de la mamelle.

Dès le début de la maladie il est urgent de bassiner très-souvent la mamelle avec de l'eau de guimauve pendant un jour ou deux, ensuite on bassinera avec du vin. Si, nonobstant ces moyens, l'on s'aperçoit que la surface de la mamelle prenne une couleur bleue on devra de suite employer en frictions un mélange d'ammoniaque liquide et d'huile d'olive, parties égales.

Faire prendre à la brebis une once (30 gr.) de thériaque délayée dans trois verres de vin.

# Piétin du mouton.

On reconnaît cette affection par la claudication des bêtes ; une matière séreuse et fétide s'écoule des pieds et désunit l'onglon de la chair.

Cette maladie étant reconnue contagieuse on doit prendre toutes les précautions ponr en empêcher la propagation. Il faut séparer de suite les malades et les placer sur de la paille fraîche qu'on renouvellera tous les jours, ensuite nettoyer la bergerie avec beaucoup de soin pour y pratiquer des fumigations désinfectantes.

Ces fumigations se feront de la manière suivante :

Oxyde de manganèse, 200 grammes,

Sel de cuisine, 250 grammes.

Ajouter 2 verres d'eau à ce mélange.

Placer ce mélange dans un vase au milieu de la bergerie, boucher toutes les ouvertures, ensuite on versera sur ce mélange 500 grammes d'acide sulfurique, se retirer et fermer la porte; n'ouvrir les portes que 2 ou 3 heures après; les moutons ne rentreront dans la bergerie que 5 ou 6 heures après la fumigation. On devra nettoyer la bergerie tous les jours et recouvrir le sol de bonne paille.

Il serait urgent de renouveler pendant plusieurs jours les fumigations.

Aussitôt que l'on remarquera un mouton boiteux il sera mis à l'étable, lieu de l'infirmerie. Les malades seront pansés, deux fois par jour, de la manière suivante :

Enlever toutes les parcelles de corne qui seront détachées de la chair et bien laver les pieds avec de l'eau tiède, ensuite on bassinera toutes les parties endommagées et ulcéreuses avec la liqueur prescrite ci-après :

Sulfate de cuivre, 120 grammes;
Acide sulfurique, 100 grammes;
Acide acétique (vinaigre) 500 gr.

Ces pansements se feront jusqu'à guérison.

## Gale des Moutons.

Les parties galeuses seront graissées jusqu'à guérison avec l'onguent indiqué plus bas :

Onguent mercuriel double, 60 gram.
Cantarides en poudre, 2 grammes.
Essence térébenthine, 30 grammes.

## Clavelée ou variole

### DES MOUTONS.

La clavelée, affection spéciale à l'espèce bovine, est une éruption inflammatoire de la peau qui se manifeste particulièrement aux endroits dénudés de laine, comme aux ars et à l'intérieur des cuisses et des avant-bras.

Cette maladie évidemment contagieuse

fait périr la plus grande partie des bêtes qui en sont atteintes.

Lorsque dans un troupeau l'on remarque un animal attaqué de cette maladie, on doit l'isoler à l'instant pour éviter de plus grands désordres et le placer dans un endroit le plus éloigné possible de la bergerie.

Les malades seront soignés par une personne qui n'approchera jamais du troupeau.

On fera une décoction de plantes aromatiques pour en administrer 3 verres à chaque bête le matin à jeûn, en y ajoutant un peu de vin; on fera bien aussi de laver toutes les parties envahies de varioles avec cette même décoction, et si l'on aperçoit quelques cordons ou tumeurs qui tendent à la gangrène avec le liniment ammoniacal déjà prescrit à l'article *araignée*. Toutes les bêtes qui succombent à cette maladie devront être enfouies assez profondément avec leurs peaux.

On aura soin d'assainir la bergerie par des courants d'air ; faire de temps à autre quelques fumigations déjà indiquées à l'article *piétin*.

Ensuite, pour éviter de plus grands désordres dans le troupeau encore sain, je conseille l'inoculation du claveau : on choisit pour cela une bête sur laquelle la maladie paraît bénigne ; on profite du moment où les boutons commencent à blanchir ; on prendra un peu de sérosité sortant du bouton, et avec une lancette on l'insinue sous l'épiderme de la bête que l'on veut claveliser ; par ce moyen on sera toujours sûr de perdre beaucoup moins de moutons que si on abandonne la maladie à elle-même.

Un troupeau affecté de cette maladie ne devra jamais approcher d'un troupeau sain, qu'à une distance fort éloignée.

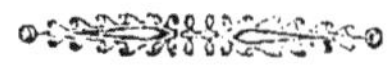

# Falère.

Cette maladie du mouton a beaucoup de ressemblance à la tympanite des bêtes à cornes ; l'animal qui en est attaqué enfle subitement, le ventre est extrêmement ballonné, si l'on n'apporte un bien prompt secours l'animal meurt quelquefois dans un quart d'heure.

Le berger doit donc s'empresser d'ouvrir d'un coup de bistouri le flanc gauche pour donner issue au gaz hydrogène qui y est emprisonné ; cette opération faite en temps opportun peut sauver l'animal.

## AVIS IMPORTANT.

Les doses des médicaments prescrits dans cet ouvrage sont supposées pour les animaux de stature ordinaire. Je laisse à la sagesse des panseurs à en modifier les quantités, eu égard aux circonstances.

Quelques propriétaires et cultivateurs m'ayant fait connaître que les noms des médicaments que j'emploie ne leur sont pas connus.

Comme il n'appartient qu'au pharmacien de préparer et de connaître les médicaments, il ne s'agit que d'y entrer pour faire préparer ce que j'ordonne.

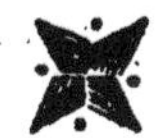

# *Loi du* 20 *mai* 1838,

Concernant les vices redhibitoires dans le commerce des animaux.

Article 1er.

Sont réputés vices redhibitoires et donneront seuls ouverture à l'action résultant de l'article 1641 du Code Civil dans les ventes ou échanges d'animaux domestiques ci-dessous dénommés, sans distinction des localités où les ventes et échanges auront eu lieu, les maladies ou défauts ci-après,

SAVOIR :

*Pour le Cheval, l'Ane et le Mulet.*

La fluxion périodique des yeux,
L'épilepsie ou mal caduc,
La morve,
Le farcin,
Les maladies anciennes de poitrine ou vieilles courbatures,
L'immobilité,

La pousse,

Le cornage chronique,

Le tic sans usure des dents,

Les hernies inguinales intermittentes,

La boiterie intermittente pour cause de vieux mal.

*Pour l'espèce Bovine.*

La phthisie pulmonaire ou pommelière,

L'épilepsie ou mal caduc;

Les suites de la non-délivrance,

Le renversement du vagin ou de l'utérus,

Après le part chez le vendeur.

*Pour l'espèce Ovine.*

La clavelée; cette maladie, reconnue chez un seul animal, entraînera la redhibition de tout le troupeau. La redhibition n'aura lieu que si le troupeau porte la marque du vendeur.

Article 1er.

Le sang de rate : Cette maladie n'entraînera la redhibition du troupeau qu'autant que, dans le délai de la garantie, la perte constatée s'élèvera au quinzième au moins des animaux achetés.

Art. 2.

L'action en réduction du prix, autorisée par l'art. 1644 du Code Civil, ne pourra être exercée dans les ventes et échanges d'animaux énoncés dans l'art. 1er ci-dessus.

Art. 3.

Le délai pour intenter l'action sera, non compris le jour fixé pour la livraison, de trente jours pour le cas de fluxion périodique des yeux et d'épilepsie, de neuf jours pour tous les autres cas.

Art. 4

Si la livraison de l'animal a été effectuée ou s'il a été conduit hors du lieu du domicile du vendeur dans les délais ci-dessus, les délais seront augmentés d'un jour par cinq myriamètres de distance du domicile du vendeur au lieu où l'animal se trouve.

Art. 5.

Dans tous les cas, l'acheteur, à peine d'être non-recevable, sera tenu de provoquer dans les délais de l'art. 3, la nomination d'experts chargés de dresser procès-verbal ; la requête sera présentée au Juge de Paix du lieu où se trouve l'animal.

Ce juge nommera immédiatement, un ou trois experts, qui devront opérer dans le plus bref délai.

Art. 6.

La demande sera dispensée du préliminaire de conciliation et l'affaire intruite et jugée comme matière sommaire.

Art. 7.

Si pendant la durée des délais fixés par l'art. 3, l'animal vient à périr, le vendeur ne sera pas tenu de la garantie, à moins que l'acheteur ne prouve que la perte provient de l'une des maladies spécifiées dans l'article premier.

Art. 8.

Le vendeur sera dispensé de la garantie résultant de la morve et du farcin pour le cheval, l'ane et le mulet et de la clavelée pour l'espèce ovine, s'il prouve que l'animal, depuis la livraison, a été mis en contact avec des animaux atteints de ces maladies.

## EXPLICATION SUCCINCTE

*sur les vices redhibitoires, avec les moyens de les reconnaître lorsqu'ils existent.*

---

# Fluxion périodique

## DES YEUX.

Au début, cette fluxion diffère peu de la fluxion ordinaire, seulement que l'inflammation paraît plutôt partir de l'intérieur de l'œil que de l'extérieur; il est bon de bien explorer l'œil pour s'assurer si quelque corps étranger ne serait pas retenu dedans, si quelque contusion n'a pas occasionné quelque érosion sur la cornée ou sur les paupières. Si l'expert n'aperçoit qu'aucune cause étrangère ait suscité l'inflammation, il y aura suspicion.

Les véritables signes qui tranchent le mieux ne se font pas souvent long-temps attendre. L'œil devient terne et les humeurs contenues dans les deux chambres, qui jusqu'alors étaient troubles, viennent à se condenser par flocons nuageux en se précipitant vers le bas; à ces signes, il n'y a plus de doute pour l'expert.

Après l'accès, l'œil redevient transparent, mais un expert exercé reconnaîtra toujours que ce œil a été frappé de la fluxion périodique, il y a quelque chose de moins vif que dans l'autre, le globe paraît moins gros, les paupières un peu plus plissées.

## Épilepsie.

C'est une affection nerveuse; l'animal qui en est frappé est privé tout à coup de sentiment et de mouvement volontaire; il y a convulsion, l'œil fixe ou plutôt les paupières ouvertes et le globe continuellement en mouvement dans l'orbite ; la bouche est écumeuse de salive.

Le temps de l'accès dure depuis cinq minutes jusqu'à un quart-d'heure, ensuite l'animal se relève comme étourdi.

# Morve.

Voyez les symptômes qui la caractérisent, page 14.

# Farcin.

Voyez les symptômes qui le caractérisent à la page 45.

# Courbature

## OU PHTHISIE PULMONAIRE.

Sous ce nom de courbature la législation a entendu une maladie ancienne de poitrine qui présentera des traces, ou des lésions qui paraîtront aux yeux de l'expert antérieures à la vente.

Tant que l'animal ne sera pas mort dans la garantie, le jugement de l'expert qui sera porté pour l'affirmative sera toujours exposé à être infirmé, car il est difficile, pendant la vie de l'animal, ou plutôt impossible, de certifier que la maladie est antérieure ou postérieure à la vente et qu'elle est passée à l'état chronique depuis ou avant, car bien entendu que la loi n'entend que les maladies chroniques (anciennes), il n'en sera pas de même lorsque l'animal succombera dans le temps de la garantie. A l'ouverture de la poitrine, s'il se présente soit épaisissement de la plèvre ou adhérence aux côtes, foyers de matière purulente avec tubercules aux poumons; dans ce cas, le jugement sera facile à asseoir.

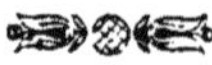

# Immobilité.

Le cheval immobile se reconnaît facilement aux signes suivants :

Il a un facies tout particulier, la tête basse, les yeux fixes sans vivacité, ne s'inquiétant de rien ; lorsqu'il mange il s'arrête par intervalles comme s'il dormait ; il est inattentif à la voix du conducteur et insensible aux coups de fouet, il s'arrête sous les coups sans paraître les sentir.

# Pousse.

Le mot pousse étant tellement connu je me dispense d'en faire connaître la maladie à laquelle on attribue ce nom.

Elle est caractérisée par une toux spéciale à cette affection, un mouvement du flanc également particulier ; la toux est quinteuse, traînée, rauque et sans s'ébrouer après les accès ; de temps à autre il sort des narines une matière écumeuse ou albuginée, l'expiration se fait en deux temps, ce qui constitue le soubresaut.

Lorsque cette affection n'est portée qu'à un faible degré et que le cheval est mis au vert ou au barbottage, les symptômes de la pousse disparaissent.

C'est pourquoi l'expert, autant que possible, demandera que le cheval soit mis au sec pendant 2 ou 3 jours avant de porter son jugement.

# Cornage chronique.

On entend par cornage la difficulté de respirer, et avec bruit; les causes n'en sont pas toujours connues, mais partant qu'elles sont permanentes, le vice est redhibitoire.

Pour s'assurer si le cheval est corneur on est quelquefois obligé de l'exercer avec vitesse pendant un quart-d'heure.

# Tic

## SANS USURE DES DENTS.

Le tic est une habitude que contraote l'animal de mordre, soit la mangeoire ou le ratelier; soit en mangeant, soit au repos, d'autre tic en l'air.

Comme il est dit, le tic n'est redhibitoire qu'autant que les dents de la pince n'en portent aucunes marques ; dans ce cas, pour procéder contre le tic, il faut surprendre l'animal dans cette action.

# Hernies Inguinales

## INTERMITTENTES.

On entend par hernie inguinale la sortie de l'intestin par l'anneau dans lequel passe le cordon testiculaire. Cette portion de l'intestin venant à former une tumeur dans les bourses, ce qui constitue la hernie ; mais, lorsqu'elle est continue, il n'y a pas rédhibition.

Quant, au contraire, après quelques jours de repos, la tumeur intestinale rentre dans sa cavité, pour reparaître à la suite d'une fatigue, l'acheteur est fondé à intenter son action.

# Boiterie

## intermittente pour cause de vieux mal

L'on peut diviser les boiteries intermittentes en deux espèces : l'une, boiterie à chaud, et l'autre, boiterie à froid.

La boiterie à chaud n'apparaît qu'après un travail prolongé, tandis que la boiterie à froid ne se montre qu'après le repos et au sortir de l'écurie et disparaît pendant l'exercice.

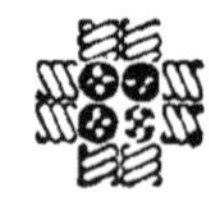

## VICES REDHIBITOIRES DE L'ESPÈCE BOVINE.

# Phthisie

### Pulmonaire ou pommelière.

Cette affection est la même que celle décrite pour l'espèce chevaline au mot (Vieille courbature), où je renvoie le lecteur.

# Epilepsie.

Cette maladie présente les mêmes symptômes dans l'espèce bovine que dans le cheval. (Voyez épilepsie à l'espèce chevaline).

# Suites

### de la non-délivrance après le part chez le vendeur.

On reconnaît que la vache n'a pas expulsé le délivre après le part, lorsqu'il sort par la vulve un écoulement de matière purulente et infecte, que la bête mange peu, maigrit, ayant peu de fièvre, la peau fortement adhérente sur les côtes et l'épine dorsale.

# Renversement

### de l'utérus et du vagin après le part chez le vendeur.

L'utérus est l'organe de la conception et le vagin est le canal qui conduit à l'utérus.

Le renversement ou la chute de ces deux organes est ce qui constitue l'accident.

Je conseille plutôt d'en faire la réduction que d'exercer la redhibition.

## VICES REDHIBITOIRES DE L'ESPÈCE OVINE.

—

# Clavelée.

Cette maladie se reconnaît par des éruptions boutonneuses qui se montrent particulièrement aux joues, à la face interne des membres et à la peau du bas ventre.

La maladie étant très-contagieuse, c'est pourquoi étant reconnue sur un seul animal, elle entraîne la redhibition de tout le troupeau vendu, s'il porte la marque du vendeur.

# Sang de Rate.

L'animal qui en est atteint a beaucoup de fièvre, bat des flancs, jette par les narines une matière muqueuse à laquelle il se mêle un peu de sang.

Je regarde cette maladie comme une inflammation très-aiguë qui porte particulièrement ses effets sur le foie et la rate. L'ouverture fait voir que ces deux organes sont réduits à l'état de putrilage et très-volumineux. Le cas n'est redhibitoire qu'autant que la perte s'élève au quinzième de la quantité achetée, et qu'il soit revêtu de la marque du vendeur.

## FORMALITÉS

*Que veut la loi pour intenter l'action contre le vendeur lors d'un cas redhibitoire.*

Avant d'entamer l'affaire devant les Tribunaux, je conseille (quand cela est possible), l'accommodement des parties. Les procès sont toujours onéreux pour l'un et pour l'autre ; pour cela on nomme un ou plusieurs experts avec un compromis entre les deux parties afin que chacun ne soit pas libre de se départir du jugement des experts ; par ce moyen, l'affaire se trouvera terminée.

Mais comme toujours cela ne peut pas être ainsi et que souvent on est contraint d'agir judiciairement,

L'acheteur devra présenter une requête au juge du lieu où se trouve l'animal, à l'effet que ce magistrat ordonne un ou plusieurs experts qui rédigeront procès-verbal sur l'état de l'animal. Le procès-verbal et la requête devront être enregistrés ainsi que l'ordonnance.

L'huissier nanti de cette affaire devra attaquer le vendeur au tribunal de son domicile ; s'il est marchand de chevaux ou de bestiaux, l'affaire sera portée au Tribunal de commerce, et s'il n'est pas marchand, devant le Tribunal civil.

Cette remarque est importante.

La possession de l'animal se trouvant alors en litige, il devra être mis en fourrière au moment de la signification.

# MESURES

DE

# POLICE SANITAIRE,

## QUE DOIT METTRE EN USAGE UN MAIRE LORSQUE DANS SA COMMUNE IL S'Y DÉCLARE UNE MALADIE RECONNUE CONTAGIEUSE POUR LES ANIMAUX.

Il devra, par une affiche placardée, avertir tous les cultivateurs et propriétaires d'animaux, sur lesquels la maladie a sévi, qu'aussitôt qu'ils s'apercevront que l'un de leurs animaux sera attaqué de cette maladie, ils en fassent sur le champ la déclaration à la mairie; et que, si par mépris ou désobéissance à cet avertissement, ils ne le font pas, ils encourront les peines et amendes voulues par l'article 459 du code pénal, qui punit d'un emprisonnement de 6 jours à deux mois et d'une amende de 16 fr. à 200 fr., celui qui n'aura pas fait cette déclaration.

Après la déclaration, le maire ordonne un Vétérinaire aux frais du déclarant pour faire la visite des animaux;

celui-ci rédigera procès-verbal de sa visite en indiquant le nombre d'animaux attaqués ou suspects, chaque animal devra être bien signalé dans le rapport du Vétérinaire.

Ensuite, M. le maire, après avoir pris connaissance de ce procès-verbal, et en vertu de l'article 5 de l'arrêt du conseil d'état du roi du 16 juillet 1784, ordonnera que les animaux atteints de mal contagieux et incurable soient abattus sur le champ.

Ces mesures de police sanitaire sont spécialement appliquées pour la morve et le farcin.

Cependant, vouloir maintenir rigoureusement tous les articles de cet arrêt, serait ajouter à la perte des propriétaires en les privant des avantages qu'ils retirent des débris cadavériques.

Je voudrais donc que les dispositions de l'article 6 de cet arrêt ne fussent pas mises à exécution, eu égard aux expériences vétérinaires qui ont eu lieu depuis cette époque; seulement purifier les équipages et les écuries avec la préparation indiquée page 14, article *morve aiguë*.

## MESURES DE POLICE SANITAIRE

*applicables aux maladies charbonneuses des bestiaux.*

Aussitôt qu'un propriétaire de bêtes à cornes s'apercevra que ses animaux sont attaqués du mal de charbon, il devra immédiatement en avertir le maire ou l'adjoint de sa commune. Cette formalité étant prescrite à l'article 19 du décret de l'Assemblée constituante du 6 octobre 1791.

Les Vétérinaires appelés par les propriétaires pour soigner ces animanx, doivent également en faire la déclaration au maire, tels que le veulent les articles 1er et 4 de l'arrêt du 16 juillet 1784.

Cette déclaration étant faite, l'autorité fait procéder à la visite des animaux malades, et lorsqu'elle est bien convaincue de l'existence du mal, elle fera tous ses efforts pour en arrêter les progrès et la propagation, conjointement avec un sage Vétérinaire.

Néanmoins si la maladie venait à s'étendre au-delà du lieu de sa naissance, le Maire en avertit de suite M. le Préfet qui, par un arrêté, prendra les mesures nécessaires pour cerner cette maladie dans sa retraite.

## MESURES DE POLICE SANITAIRE

### *relatives à la Clavelée ou Variole des Moutons.*

Comme pour toutes les maladies contagieuses, le propriétaire sera toujours tenu d'en faire la déclaration à l'autorité communale, sous peine de **100** francs d'amende. Arrêté de la cour du Parlement du 23 décembre **1778**.

Mais n'importe par quelle voie le maire soit averti, soit par le propriétaire, les propriétaires voisins ou la clameur publique, il devra aussitôt nommer un expert pour faire la visite du troupeau atteint ou suspect de cette maladie. Lorsqu'il sera reconnu être attaqué de cette affection, le maire ordonne au propriétaire de ne pas faire sortir de ses propriétés le troupeau malade, en lui indiquant les chemins qu'il devra parcourir pour y arriver.

Le propriétaire qui dérogera aux règles prescrites par le maire à l'égard du cantonnement de son troupeau, sera passible de la valeur d'une journée de travail par chaque tête de mouton, il pourra en outre être responsable du dommage que son troupeau aura causé.

Voyez article 23 du décret du 6 octobre 1791, aux archives de la mairie.

### POUR LE PIÉTIN.

*Mal de pied contagieux.*

Les mesures sanitaires prescrites par les articles 459, 460, 461 et 462 du code pénal, et par l'arrêt du 16 juillet 1784, peuvent être appliquées à la maladie du piétin, en outre, les autorités peuvent prendre dans cette occasion toutes les mesures qu'elles jugeront convenables en s'étayant des décrets des 16 et 24 août 1790 et 6 octobre 1791.

## Affections galeuses.

Quoique cette affection ne soit pas aussi préjudiciable aux agriculteurs que celles précédemment décrites ; il est néanmoins du ressort des maires et adjoints et d'un grand intérêt pour l'agriculture et le commerce d'en empêcher la propagation.

Par analogie à toutes les maladies contagieuses, les autorités dans ce cas pourraient invoquer les articles de lois et arrêts déjà cités, et les appliquer aux contraventions qui auraient lieu aux ordres imposés par l'autorité locale.

# Rage.

Cette maladie si redoutable, dont le nom effraie et porte tant à la terreur, se communiquant des carnivores à l'homme et à tous les animaux, il est donc du plus grand intérêt d'employer tous les moyens pour préserver de cette maladie.

En conséquence, le propriétaire d'un animal, quelle que soit son espèce, (1) qui sera soupçonné d'être enragé, devra sur le champ en faire la déclaration exigée par la loi au maire de sa commune.

Le maire accompagné d'un vétérinaire fera la visite de l'animal, s'il est reconnu qu'il soit enragé il sera mis à mort sur le champ. Article 5 de l'arrêt du 16 juillet 1784; si au contraire il n'y a que suspicion, l'animal devra être attaché avec une chaîne et renfermé dans un lieu d'où il ne puisse s'échapper, et défense sera

---

(1) Je suis cependant du nombre des Vétérinaires qui n'admettent pas la transmission de la rage par les herbivores, de même par l'homme.

faite au propriétaire de le sortir de ce lieu sans un ordre ultérieur ; s'il y a contravention à cet ordre, il sera appliqué les peines portées au paragraphe 7 de l'article 475 du code pénal et en cas d'accidents survenus par suite de cette infraction, il en sera déféré au tribunal de police correctionnelle.

Les arrêts et décrets cités dans le présent traité, se trouvent aux archives de la mairie ; n'ayant été abrogés par aucuns articles de lois postérieurs et, en vertu de l'article 484 du code pénal, ils conservent force de loi.

## TABLE.

FIN DE LA TABLE.

www.ingramcontent.com/pod-product-compliance
Ingram Content Group UK Ltd.
Pitfield, Milton Keynes, MK11 3LW, UK
UKHW021154260726
13994UKWH00001B/458